Prof. Dr. med. Johannes Beckmann

FOKUS
NEUES GELENK

AF549900

Prof. Dr. med. Johannes Beckmann

FOKUS NEUES GELENK

Antworten zu

- Eingriff
- Mobilisation
- Nachsorge

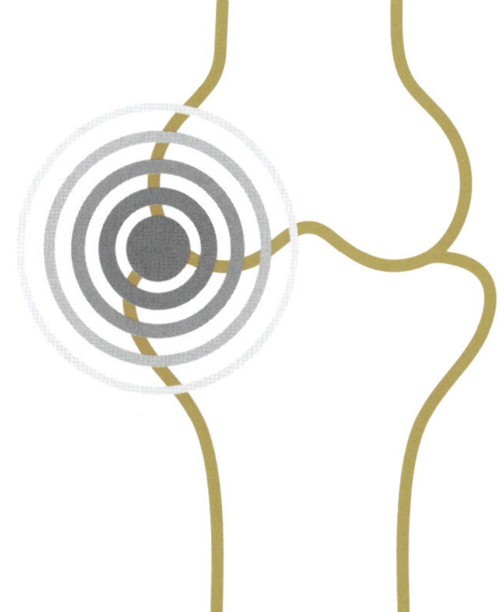

herbig sprechstunde

Bildnachweis
Mit 10 Illustrationen Mascha Greune und 8 Fotos von Prof. Dr. Johannes Beckmann.

Impressum

Umschlaggestaltung von STUDIO LZ, Stuttgart, unter Verwendung eines Motivs von shutterstock.

Alle Angaben in diesem Buch erfolgen nach bestem Wissen und Gewissen. Sorgfalt bei der Umsetzung ist indes dennoch geboten. Der Verlag und der Autor übernehmen keinerlei Haftung für Personen-, Sach- oder Vermögensschäden, die aus der Anwendung der vorgestellten Materialien, Methoden oder Informationen entstehen könnten.
Sollte diese Publikation Links auf Webseiten Dritter enthalten, so übernehmen wir für deren Inhalte keine Haftung, da wir uns diese nicht zu eigen machen, sondern lediglich auf deren Stand zum Zeitpunkt der Erstveröffentlichung verweisen.

Unser gesamtes Programm finden Sie unter **kosmos.de/herbig**.

Gedruckt auf chlorfrei gebleichtem Papier

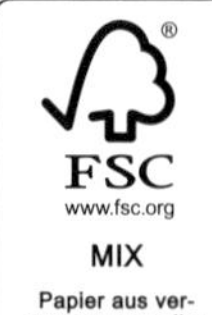

© 2021, Herbig in der
Franckh-Kosmos Verlags-GmbH & Co. KG,
Pfizerstraße 5–7, 70184 Stuttgart
Alle Rechte vorbehalten
ISBN 978-3-96859-014-1
Projektleitung: Ramona Imhof
Redaktion: Raphaela Tiroch, Stuttgart
Gestaltungskonzept, Gestaltung und Satz: DOPPELPUNKT, Stuttgart
Produktion: Hanna Schindehütte
Druck und Bindung: Printer Trento
Printed in Italy / Imprimé en Italie

INHALT

VORWORT

Sehr geehrte Leserin, sehr geehrter Leser, sehr geehrte Patientinnen und Patienten,

möglicherweise waren Gelenkbeschwerden und Einschränkungen bei Bekannten, Verwandten oder bei Ihnen selbst Anlass, einen professionellen Ratgeber zu erwerben. Vielleicht haben Sie bereits diverse Schmerzmittel eingenommen, Spritzen ins Gelenk bekommen oder verschiedenste Behandlungsmethoden ausprobiert oder hatten gar schon eine oder mehrere Operationen. Die Schmerzen sind aber wieder zurückgekehrt, regelmäßig und weiter zunehmend. An ausgiebigen Sport ist schon länger nicht mehr zu denken oder Sie haben zumindest deutliche Abstriche in Kauf genommen. Oder schlimmer: Bereits das Aufstehen schmerzt, Sie wachen vielleicht sogar nachts von Schmerzen auf. Das Laufen ohne Schmerzen ist kaum mehr möglich – oder nur noch auf kurzen Strecken. Für längere Wege nehmen Sie vorbeugend ein Schmerzmittel. Auch wenn es einmal »bessere« Phasen gibt, so werden diese seltener, und Ihre Lebensqualität hat dadurch in den vergangenen Monaten deutlich abgenommen. Für all das soll ein fortgeschrittener Gelenkverschleiß, eine Arthrose, verantwortlich sein. Man hat Ihnen nun dazu geraten, sich ein künstliches Gelenk einsetzen zu lassen. Sie zweifeln aber vielleicht noch und fragen sich: »Und jetzt wirklich ein künstliches Gelenk?«

Seit Jahren betreue ich in meiner Sprechstunde Patienten, die vor der gleichen Entscheidung stehen und eine ähnliche Leidensgeschichte hinter sich haben. Ich kenne die Ängste und Zweifel vieler Patienten, denn sie haben schon viel Gutes, aber auch Schlechtes über künstliche Gelenke gehört oder gelesen. Auch wenn das Einsetzen neuer Gelenke für spezialisierte Operateure zur

Routine ihres beruflichen Alltags gehört, ist es für die Betroffenen im wahrsten Sinne des Wortes ein einschneidendes Erlebnis. Die Entscheidung für oder gegen eine solche Operation ist nicht leicht, und oft haben Ärzte leider zu wenig Zeit, den Ängsten und Sorgen ihrer Patienten zu begegnen, alle Fragen zu beantworten und die individuelle Entscheidungsfindung vertrauensvoll zu unterstützen. Viele Fragen ergeben sich zudem oft erst später, nach einer Weile des Nachdenkens daheim.

Dieser Ratgeber soll Ihnen dabei helfen, viele Fragen zu beantworten und Unsicherheiten rund um ein neues Gelenk zu beseitigen, damit Ihnen die Entscheidung dafür oder dagegen leichter fällt. Dabei will ich Ihnen realistische Vorstellungen und Erwartungen nahebringen und Sie mit weiterführenden Tipps versorgen. Sie selbst und auch Ihr Arzt werden davon profitieren, wenn Sie sich als informierter und aktiver Patient auf die Operation einlassen. Der langfristige Erfolg ist in hohem Maße davon abhängig, dass Sie selbst realistisch, aktiv und in vertrauensvoller Partnerschaft mit Ihren Ärzten und Therapeuten an Ihrer Genesung mitwirken.

Ich hoffe, dass dieser Ratgeber möglichst viele Ihrer Fragen beantworten und Ihnen zeigen kann, dass Sie mit Ihren Beschwerden nicht alleine sind. Es gibt eine Vielzahl von Patienten, denen es so geht wie Ihnen. Aus der Reihe von Möglichkeiten, Ihre konkreten Beschwerden anzugehen, steht am Ende die, Ihnen durch ein künstliches Gelenk Lebensqualität zurückzugeben.

Das Kapitel »Was sind realistische Erwartungen hinsichtlich eines künstlichen Gelenks?« liegt mir besonders am Herzen, da hier die Vorstellungen und Erwartungen von Arzt und Patient häufig stark auseinandergehen.

Eine gute Entscheidungsfindung, vor allem aber gute Besserung und eine erfolgreiche Therapie wünscht Ihnen

Ihr Prof. Dr. med. Johannes Beckmann

NEUES GELENK: GRUNDLAGEN

Wie sieht ein Gelenk aus? Anatomische Grundlagen

Jedes Gelenk ist grundsätzlich die Verbindung **zweier** Gelenkpartner. Die einander zugewandten Anteile sind von Knorpel überzogen. Das geschilderte Wunderwerk des Knorpelüberzugs **beider** Gelenkpartner zusammen ermöglicht das Bewegen, Verschieben, Gleiten und/oder Rollen unter Belastung gegeneinander – und dies im normalen, gesunden Zustand ohne Geräusche und Beschwerden. Bei gesunden Gelenken sorgt die absolut glatte Oberfläche in Verbindung mit der Gelenkschmiere für ideale Gleiteigenschaften.

Sieht man sich die anatomische Zeichnung des Kniegelenks an, so erkennt man, dass es aus drei Gelenkanteilen aufgebaut ist: Es gibt einen innenseitigen (sog. medialen), einen außenseitigen (sog. lateralen) Gelenkanteil und einen dritten Gelenkanteil unter der Kniescheibe (sog. retropatellarer) mit der Kniescheibe (sog. Patella) selbst und ihrem Gleitlager am Oberschenkelknochen.

Das Kniegelenk ist hierbei die bewegliche Verbindung zwischen Oberschenkel und Unterschenkel und ermöglicht ein Abwinkeln bzw. Beugen des Knies bis zu einem Winkel von etwa 140 Grad. Mit zunehmender Beugung erlaubt das Gelenk auch eine geringe und kaum wahrnehmbare Drehung des Unterschenkels gegenüber dem Oberschenkel, die allerdings nur für wenige Bewegungsabläufe notwendig ist. Bei durchgedrückten Knien ist normalerweise eine volle Streckung, im Bereich der Kniekehle sogar eine leichte Überstreckbarkeit von bis zu 10 Grad möglich. Alle Knochen, der Oberschenkelknochen (sog. Femur), der Unterschenkelknochen (sog. Tibia), und die Kniescheibe (sog. Patella) sind durch den Kapselbandapparat verbunden. Das gesamte Gelenk wird von einer Kniegelenkkapsel umfasst. Die beiden Seitenbänder stabilisieren das Kniegelenk an seiner Innen- und Außenseite, daher werden sie auch Innen- bzw. Außenband genannt. Die beiden Kreuzbänder stabilisieren das Gelenk nach vorne und hinten und werden auch vorderes und hinteres Kreuzband genannt. Von enormer Bedeu-

Faszination Knorpel

Es ist ein faszinierendes Material, welches die Natur hervorgebracht hat. Knorpel besteht zu über 80 Prozent aus Wasser (der große Rest besteht aus Kollagenfasern und Zellen), und trotzdem kann der Knorpel extreme Belastungen aushalten. Pro Quadratzentimeter – das sind lediglich vier kleine Kästchen auf einem Blatt karierten Papiers – kann der Knorpel einen Druck von 150 Kilogramm abpuffern. Kommt ein normalgewichtiger Mensch nach einem Sprung wieder auf dem Boden auf, muss sein gesamtes Knie rund 1000 Kilogramm abfangen, also etwa eine Tonne Gewicht. Landet ein übergewichtiger Zeitgenosse nach einem Sprung auf seinen Füßen, ist die Belastung noch höher. Knorpel und Knie sind nicht für andauernde Überlastungen geschaffen. Als der Homo sapiens vor vielen Hunderttausend Jahren entstand, war sein Körperbau ziemlich perfekt auf die damaligen Anforderungen abgestimmt. Unsere Vorfahren legten täglich lange Strecken zu Fuß zurück, harte Böden aus Stein, Asphalt oder Marmor waren unbekannt. Sportlich motivierte Überlastungen der Gelenke infolge des Trainings für den nächsten Marathon waren ihnen fremd, und hinsichtlich ihrer Ernährung spielte das Phänomen Übergewicht keine Rolle.
Neben der großartigen Pufferwirkung verfügt Knorpel über eine einzigartige Gleitfähigkeit, die der von Eis auf Eis entspricht. Bei dem Satz: »Das läuft ja wie geschmiert« sollte man zuallererst an einen gesunden Knorpel denken. Kein von Menschenhand geschaffenes Material weist diese hohe Belastbarkeit in Kombination mit der extremen Gleitfähigkeit auf.

tung für Beweglichkeit und auch Stabilisierung sind natürlich auch die das Kniegelenk umgebenden Muskelgruppen mit der vorderen Streck- und hinteren Beugemuskulatur des Oberschenkels. Die Kniegelenkkapsel ist auf der dem Gelenk zugewandten Seite von Gelenkschleimhaut ausgekleidet, welche die Gelenkflüssigkeit (Gelenkschmiere) produziert. Diese unterstützt die optimale Beweglichkeit des Gelenks und ermöglicht die Ernährung des Knorpels. Grundpfeiler für die reibungsfreie Gelenkbewegung ist aber der Knorpelüberzug der beiden Gelenkpartner. Dessen einzigartige glatte, das heißt gesunde, Flächen zusammen mit der Gelenkschmiere ermöglichen die reibungsfreie Bewegung gegeneinander. Zusätzlich zur Knorpelschicht gibt es in den beiden Hauptgelenkanteilen zwischen Oberschenkel- und Unterschenkelknochen innen- und außenseitig mit dem Innenmeniskus und dem Außenmeniskus noch zwei weitere spezielle Knorpelstrukturen. Diese

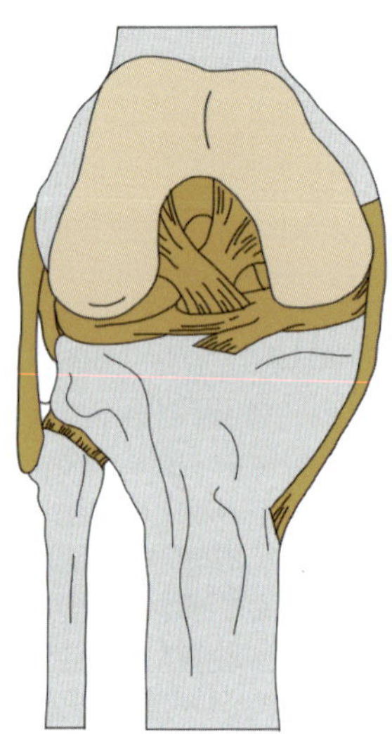

1 Anatomie des Kniegelenks

halbmondförmigen Gebilde bestehen aus einem knorpelähnlichen Fasergewebe und dienen dem Kniegelenk als zusätzliche Puffer und Stabilisatoren der Bewegung. Insbesondere verteilen sie die beim Gehen und Stehen einwirkende Last auf eine größere Fläche und gleichen die unterschiedliche Form von Ober- und Unterschenkelknochen aus. Das Knie wird umgeben, stabilisiert und bewegt durch eine Vielzahl von Muskeln, durch den eigentlichen »Motor« des Knies.

Dieser Aufbau und vor allem das koordinierte Zusammenspiel sind äußerst komplex und damit leider auch verletzungsanfällig. Das Kniegelenk kann nur problemlos funktionieren, wenn alle Gelenkpartner schädigungsfrei zusammenpassen und von den ebenso komplexen umgebenden, stabilisierenden Strukturen (Bänder, Sehnen und Muskeln) genauso schädigungsfrei unterstützt werden. Entsprechend augenscheinlich erscheinen die Bedeutung je-

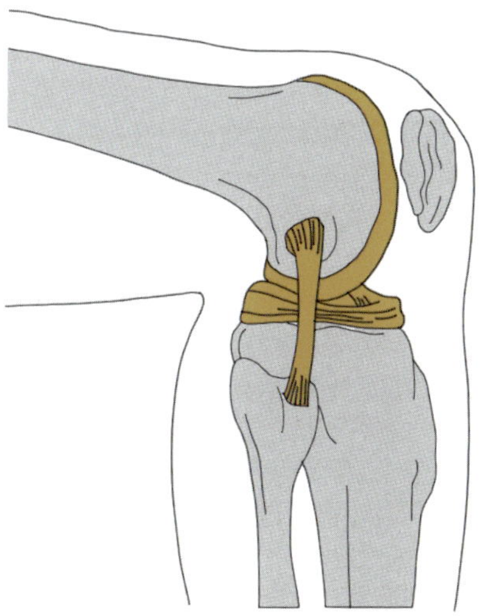

1 Anatomie des Kniegelenks

des einzelnen Teils und der entsprechende Erhalt oder Ersatz im Falle der Schädigung. So werden unter anderem stabilisierende Bänder substituiert und geschädigte Gelenkanteile ganz oder teilweise ersetzt. Ansonsten ist das Knie wie ein ausgeschlagenes oder unrund laufendes Kugellager und nimmt langfristig Schaden. Die einzelnen Strukturen muss man sich wie die Glieder einer Kette vorstellen: Versagt ein Glied, versagt die Kette.

Die Komplexität der Anatomie des Kniegelenks erfordert eine genaue Kenntnis **aller** Strukturen. Da – mit sehr wenigen Ausnahmen wie z. B. bei angeborenen Fehlbildungen – nichts so gut wie das Original ist, sind zum einen der Erhalt und zum anderen der frühzeitige Ersatz von möglichst jeder einzelnen Struktur im gesamten Zusammenspiel so immens wichtig.

Denn durch seinen komplexen Aufbau ist das Knie leider auch anfällig für Verletzungen. Die häufigste ist die Innenbandverletzung, gefolgt von Meniskusrissen und Kreuzbandrissen. Auch Knorpelschäden können durch Unfälle entstehen.

Hüfte

Sieht man sich die anatomische Zeichnung des Hüftgelenks an, so erkennt man deutliche Unterschiede zum Kniegelenk. Die Form des Hüftgelenks ähnelt dem Kugelgelenk und ist damit deutlich »einfacher«.

Der Aufbau der straffen Kapsel und die Formgebung führen zu einer Art Formschluss. Damit ist auch die Verletzungsanfälligkeit geringer. Am Knie hingegen ist die Verbindung durch diverse einzelne Bänder und eine dünnere Kapsel gehalten. Damit ist dieser deutlich geringere »Formschluss« anfälliger für Verletzungen.

Das Hüftgelenk ist die bewegliche Verbindung zwischen dem Becken und dem Oberschenkelknochen (Femur). Es ermöglicht ein

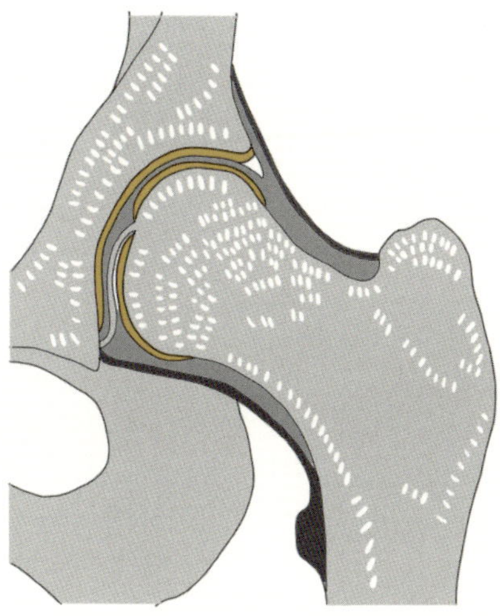

2 Anatomie des Hüftgelenks

Abwinkeln bzw. Beugen bis zu einem Winkel von etwa 140 Grad. Als »Kugelgelenk« erlaubt das Hüftgelenk auch Drehbewegungen (die sog. Rotation) von etwa 30 bis über 60 Grad sowohl nach innen wie nach außen sowie ein Abspreizen (sog. Abduktion) und Anspreizen (sog. Adduktion) des Beins von jeweils 20 bis über 50 Grad. Die Gelenkpfanne ist der Teil des Beckenknochens, in den der kugelrunde (gesunde) Hüftkopf eingebettet ist. Diese Pfanne überdacht den Hüftkopf idealerweise nur zu 70 bis 80 Prozent und ist am Rand umkleidet mit einer Gelenklippe (dem sog. Labrum), einer faserknorpeligen Struktur ähnlich dem Meniskus am Knie. Diese Gelenklippe vergrößert die Gelenkpfanne wie eine Art Spoiler und stabilisiert es. Durch Zug und Druck bzw. Einklemmung kann sie Schaden nehmen. Das gesamte Gelenk ist wiederum durch die sehr straffe Hüftgelenkkapsel umkleidet, aufgebaut aus teils ringförmigen Bandstrukturen. Auf der dem Gelenk zugewandten Seite ist die Kapsel wie bei jedem Gelenk von Gelenkschleimhaut ausgekleidet, welche die Gelenkflüssigkeit (Gelenkschmiere) produziert. Diese unterstützt die optimale Beweglichkeit des Gelenks und ermöglicht die Ernährung des Knorpels. Grundpfeiler für die reibungsfreie Gelenkbewegung ist aber der oben genannte absolut glatte (gesunde) Knorpelüberzug der beiden Gelenkpartner. Als Besonderheit am Hüftgelenk ist der Unterdruck im Gelenk zu erwähnen. Die kugelige Form zusammen mit der randbildenden Gelenklippe bildet über die Gelenkschmiere eine Art abgeschlossenes System. Dies ist vergleichbar mit einer Kontaktlinse, die an sich fest auf dem Auge anhaftet, aber dennoch verschiebbar ist. Ein weiteres Beispiel sind zwei sehr glatte Oberflächen, z. B. Kunststoffoberflächen, mit einem geringen Flüssigkeitssaum dazwischen. Man kann diese beiden Partner dann schwer voneinander abheben, aber gut verschieben. Die Physik lässt grüßen.

Das Hüftgelenk wird umgeben, zusätzlich stabilisiert und vor allem bewegt durch eine Vielzahl von Muskeln, dem eigentlichen

»Motor« der Hüfte. Von besonderer Bedeutung sind hierbei die Gesäßmuskeln. Sie müssen nicht nur das Becken in der Waagerechten halten, sondern es auch noch aufrichten und zudem die Beinachse stabilisieren. Ungenügende Muskelkraft im Gesäß führt so fast zwangsläufig zu einem Hinken sowie Einknicken ins X-Bein. Dies hängt vom Grad des Ausfalls und dem Ermüdungsgrad ab. Beides muss daher nicht sofort augenscheinlich sein und kann nur wenige Grad betragen. Bei geringen Ausmaßen (wie z. B. erst bei Ermüdung) führt aber das zunehmende Wegknicken von Becken und/oder Beinachse zur Überlastung anderer Muskeln und Bänder und kann dann häufig Schmerzen am Oberschenkel, Knie oder sogar an den Füßen verursachen. Diese immense Bedeutung der Stabilität im Rumpf und der Becken-Bein-Achse wird auch im Sport immer bewusster wahrgenommen. (Nähere Informationen dazu gibt z. B. das »Stop-X«-Programm der Deutschen Kniegesellschaft.) Durch krankhafte Veränderungen in der Hüfte und auch durch Operationen im Bereich der Muskeln – auch bei manchen operativen Zugängen zum künstlichen Hüftgelenk – kann diese Muskulatur (weiter) geschwächt werden.

Gehen oder rennen, bergauf und bergab, hüpfen und springen, Treppen steigen, in die Hocke gehen und hinknien – all dies ist nur möglich durch die stabile Beweglichkeit und Beugefähigkeit der Knie- und Hüftgelenke mit all ihren Strukturen und umgebenden Sehnen, Bändern und natürlich Muskeln. Die Belastungsfähigkeit gesunder Gelenke sorgt dafür, dass selbst das Zehnfache unseres Körpergewichts von ihnen getragen werden kann. Beim Gehen auf ebenen Wegen müssen z. B. die Hüftgelenke das Dreifache des Körpergewichts tragen und beim Treppengehen oder Stolpern schon das bis zu Zehnfache. Die Steigerungen bei Sportarten, die mit Sprüngen oder Landungen aus größeren Höhen einhergehen, können teilweise nur gemutmaßt werden. Glücklicherweise fängt hier aber die Muskulatur generell einen Großteil dieser Belastung ab.

Was ist Arthrose, wie entsteht sie und wie sieht sie aus?

Arthrose ist der über die Zeit entstehende degenerative, also altersbedingte, Verschleiß des Gelenkknorpels, durch den das Gelenk seine Gleiteigenschaften verliert. Die Knorpelschicht verschwindet, und dadurch verliert das Gelenk seinen »Puffer« – zuletzt reibt dann Knochen auf Knochen. Das allein kann die typischen Arthroseschmerzen verursachen und nach und nach zu krankhaften Veränderungen am Knochen selbst führen. Allerdings kann es auch schon viel früher zu starken Schmerzen kommen. Hierfür sind die Gelenkschleimhaut und die Gelenkschwellung verantwortlich. Durch den zunehmenden Verschleiß des Knorpels kommt es zu einer Entzündungskaskade im Gelenk. Die Gelenkschleimhaut produziert Flüssigkeit mit Entzündungszellen und diversen Botenstoffen, die die Entzündung weiter anheizen. Leider entsteht dadurch, vor allem bei zumeist bleibender Ursache und fortschreitender Belastung, eine Abwärtsspirale, ein »circulus vitiosus«, denn die Entzündungsreaktion und der weitere Knorpelverschleiß befeuern sich gegenseitig.

Daher kann man auch etwas vereinfacht eine »feuchte« und eine »trockene« Arthrose unterscheiden, wobei die »feuchte« Arthrose in aller Regel die schmerzhaftere und auch zerstörerischere ist. An dieser Art Stellschraube setzen daher nahezu alle Therapieverfahren an. Seien es entzündungshemmende Medikamente, Spritzen bzw. Infiltrationen ins Gelenk, die operative Arthroskopie (Gelenkspiegelung mit einer Ausspülung des Gelenks und Entfernung von instabilen und damit reizenden Knorpelanteilen) und zu guter Letzt der Ersatz eines Gelenkteils oder des ganzen Gelenks. Die Erkrankung kann im Prinzip an allen Gelenken des Körpers auftreten, sie kommt jedoch besonders oft an stark belasteten und verletzungsanfälligen Gelenken vor, wie an den Knie- und Hüftgelenken, aber auch an den Schultergelenken, der unteren Lendenwirbelsäule oder am Fuß- oder Sprunggelenk. Die Arthrose zählt zu den häufigsten orthopädischen Krankheitsbildern. Arthrotische Veränderungen des Gelenkknorpels setzen als langsam fortschreitender Prozess bereits ab dem 30. Lebensjahr allmählich ein, glücklicherweise jedoch meist ohne Symptome. Bei Frauen tritt insbesondere am Knie die Arthrose häufiger und vor allem früher als bei Männern ein. Die Elastizität, Stabilität und Widerstandsfähigkeit des Knorpels nehmen rasant ab, beschleunigt durch Verletzungen und altersbedingte Degeneration. Der Knorpel wird anfälliger für Schäden. Seine Dicke reduziert sich über die Jahrzehnte des Lebens, vergleichbar mit dem Profil eines Autoreifens. Zwischen dem 60. und 70. Lebensjahr sind so bei nahezu allen Menschen Veränderungen im Sinne einer Arthrose festzustellen. Allerdings sind Beginn, Verlauf und Ausprägung der Erkrankung mit zunehmenden Schmerzen und eingeschränkter Beweglichkeit individuell vollkommen verschieden.

Unabhängig von der Ursache entwickelt sich eine Arthrose also über die Zeit. Von Dr. Outerbridge wurden bereits im Jahr 1963 vier verschiedene Stadien differenziert beschrieben, ausgehend von Grad 0, was einem gesunden Knorpel ohne Schädigungen und mit glatter Oberfläche entspricht.

Ein gesunder Knorpel (Arthrose-Grad 0) ist weiß und erscheint glatt wie eine Billardkugel ohne Unregelmäßigkeiten oder Rillen auf der Knorpeloberfläche. Auf Druck (bei einer Arthroskopie bzw. Gelenkspiegelung mit einem Tastinstrument) ist der Knorpel »prall-elastisch«: Er reagiert mit einer straffen Elastizität, ähnlich der eines Squashballs, und bietet damit eine gewisse Pufferfunktion. So können sich Verformungen, die bei punktuell starker Belastung auftreten, zurückbilden. Bei einer Schädigung von Grad I sieht der Knorpel zwar noch intakt aus, ist jedoch nicht mehr so widerstandsfähig wie der ganz gesunde Knorpel, denn er hat einen Teil seiner Elastizität und damit Erholungsfähigkeit verloren. Entsprechend kann das Tastinstrument den Knorpel leicht eindrücken.

Außer bei Verletzungen des Meniskus oder anderen Strukturen des Kniegelenks treten in diesem Stadium in aller Regel noch keine Schmerzen auf. Bei einer Schädigung von Arthrose-Grad II ist der Knorpel bereits nicht mehr so glatt wie die genannte Billardkugel. Es finden sich feine Rillen und Aufrauungen des Knorpels, und seine Oberfläche ähnelt nun eher der von Schmirgelpapier bis hin zu der eines Flokati-Teppichs. Damit ist ein deutlich erhöhter Reibewiderstand entstanden. Die Aufrauung im Gelenk wirkt wie ein Sandkorn im Getriebe. Es kommt im weiteren Verlauf zu einem stetig fortschreitenden Verschleiß und Abrieb des Knorpels. Dieser

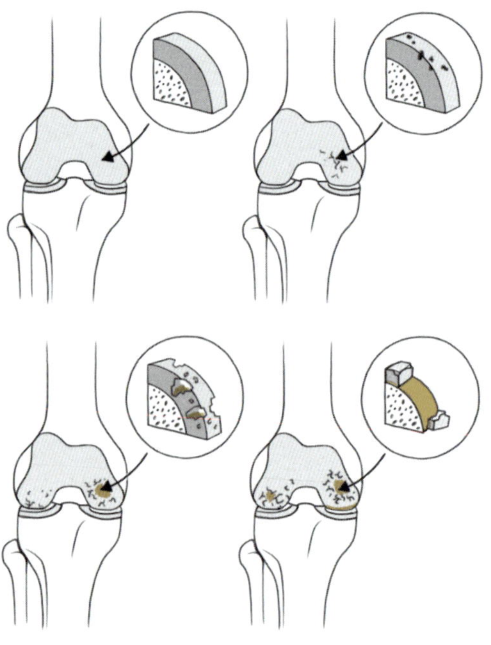

3 Grade der Knorpelschäden schematisch (Grade 0, II, III und IV)

Abrieb führt zu der genannten vermehrten Produktion von Gelenkflüssigkeit (Gelenkschmiere) mit Entzündungszellen, die zum einen zu Gelenkschwellungen führt und ein Spannungsgefühl oder gar Schmerzen verursachen kann und zum anderen die geschilderte Abwärtsspirale (aus sich gegenseitig befeuerndem Abrieb und Entzündung) in Gang setzt.

Bei einer Schädigung von Arthrose Grad III sind die Knorpeldefekte bereits sehr ausgeprägt. In der Arthroskopie bzw. Gelenkspiegelung zeigen sich regelrechte Krater, die bis auf den Knochen reichen können. Die Bereiche mit herausgebrochenen Knorpelstücken ähneln einer Wand mit abgeplatzten Putz-Stücken. Schädigungen dieser Art verursachen sehr ungünstige Gleiteigenschaften mit weiterem Abrieb und meist einem ausgeprägten Reizzustand mit entsprechender Schwellung im Gelenk. Sie können aufgrund der fortschreitenden, altersbedingten Verschleißerscheinungen entstehen. Hier reichen oft Bagatellunfälle bei bereits vorgeschädigtem Knorpel mit Elastizitätsverlust. Sie können jedoch auch isoliert bei sonst intaktem Knorpel als Verletzungsfolge bei bestimmten Verdrehbewegungen oder einem An- oder Aufprall auftreten. Solche Verletzungen sind äußerst problematisch, da der Gelenkknorpel des Erwachsenen die Fähigkeit zur eigenständigen Regeneration verloren hat. Diese entstandene Unebenheit kann sich also von selbst nicht wieder erholen und verursacht eine Reduzierung der Gleitfähigkeit und damit eine stetige Reibung mit weiteren, nahezu unvermeidlichen Schäden. Dies schürt in aller Regel wiederum die Entzündungskaskade und ist verbunden mit Schmerzen. Verletzungen und Schmerzen sollten daher fachärztlich behandelt werden, weil sonst das Risiko groß ist, dass die Schwachstelle größer wird. Umschriebene Knorpeldefekte von Grad III sollten daher operativ (z. B. durch eine sog. Anbohrung zur Stimulierung der Bildung eines Knorpelregenerats oder durch eine Knorpelzelltransplantation) angegangen werden.

Bei Arthrose Grad IV ist der Höhepunkt der Erkrankung erreicht. Der Knorpel hat sich vollständig abgerieben, eine »Knorpelglatze« ist entstanden, Knochen reibt auf Knochen. Die Patienten laufen nun, um beim Autoreifen-Vergleich zu bleiben, auf der Felge. Die nicht mehr gepufferten Gelenkflächen des Knies werden nun übermäßig belastet, und der Körper reagiert auf die Überlastungssituation mit der Entzündung der Gelenkschleimhaut und Produktion von Gelenkflüssigkeit sowie den Knochenanbauten (sog. Osteophyten) am Rand. Beides stellt den Versuch des Organismus dar, die Belastung zu reduzieren. Die Knochenanbauten sollen die Lastverteilung im Gelenk verbessern. Leider gelingt dies nur unzureichend, und die überschüssigen Verknöcherungen bewirken über die Zeit stattdessen eine schlechtere Beweglichkeit des Gelenks, ein schleichendes »Einrosten«. Auch können regelrechte Einschliffspuren entstehen sowie Knochenanbauten (Löcher, sog. Geröllzysten).

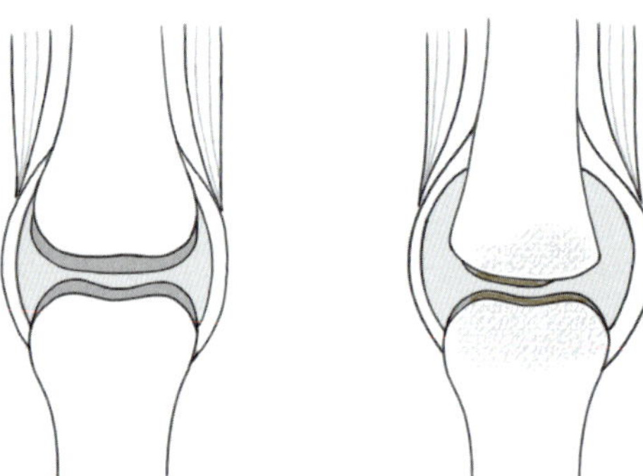

4 Arthrose schematisch, Knie und Hüfte

Die mit all dem verbundenen Beschwerden sind dennoch vielfältig und vor allem, so wie das Schmerzempfinden, generell sehr individuell. Wenn Schmerzen auftreten, ist deren Intensitätsverlauf fast immer wellenförmig. Nach Phasen großer Heftigkeit erleben die Patienten nahezu leidensfreie Zeiten. Insgesamt entwickelt sich der Schmerzverlauf jedoch zum Schlechteren, mit häufigeren, intensiver werdenden Schmerzen sowie kürzer werdenden schmerzarmen Intervallen.

In aller Regel kommt es durch diese Phasen und die zunehmende Bewegungseinschränkung, im Gelenk selbst wie auch generell durch Vermeidung der schmerzhaften Bewegungen, über die Zeit zu einer erheblichen Einschränkung der Lebensqualität.

Der weit überwiegende Anteil der Patienten, die an einer Arthrose leiden, hat eine sog. **primäre** Arthrose mit oben genannten Verschleißerscheinungen. Primär deshalb, da sich keine eindeutigen Ursachen für ihr Entstehen nachweisen lassen. Eine deutlich kleinere Gruppe der Betroffenen hat eine sog. sekundäre Arthrose, mit erkennbaren Ursachen für die Erkrankung. Es wird vermutet, dass es für eine primäre Arthrose eine genetische Disposition gibt und eine gewisse Minderwertigkeit des Knorpels angeboren ist. Diese schlechtere Qualität des Knorpels geht mit seiner verminderten Belastbarkeit einher und bewirkt, dass der Gelenkverschleiß bei diesen Patienten bereits in jüngeren Jahren einsetzt und meist rascher fortschreitet. Für diese Theorie spricht, dass häufig direkte Verwandte wie Eltern oder Geschwister der Betroffenen Gelenkprobleme haben oder hatten. Die primäre Arthrose ist eine Volkskrankheit, die ausschließlich in den Industrienationen zu finden ist. Verantwortlich dafür ist insbesondere die Lebensweise unserer Gesellschaft, mit Bewegungsmangel, Übergewicht und schlechter Ernährung – mit zu vielen Kohlenhydraten, insbesondere zu viel Zucker, Fertiggerichten und zu wenig Gesundem wie saisonales Gemüse, reife Früchte etc. Es fällt oft sehr schwer, seine Gewohnheiten zu ändern, auf Annehmlichkeiten zu verzichten, und es erscheint auch schwierig, gar die Gesellschaft diesbezüglich zu ändern.

Deutlich klarer lassen sich die Ursachen dagegen bei der seltener auftretenden sekundären Arthrose beschreiben. Sie kann entstehen als Folge von

- Fehlentwicklungen,
- starken Fehlstellungen,
- rheumatischen Erkrankungen,
- Durchblutungsstörungen (sog. Nekrosen) und
- Verletzung oder Unfall bzw. sog. Trauma (insbesondere die gelenknahen bzw. ins Gelenk hineinreichenden Brüche).

Am Knie:

Am Knie sind es am häufigsten Verletzungen, die zu Arthrose führen. O-Beine und X-Beine wirken insbesondere im Fall von vorliegenden Schäden im Knie als starke Beschleuniger des Fortschreitens der Schäden und damit von Arthrose.

Dies kann man sich erneut bildlich vorstellen wie eine fehleingestellte Spur bzw. ein negativer oder positiver Sturz beim Autoreifen. Dort fährt sich dann auch eine Seite des Reifens deutlich schneller ab. Beim O-Bein wäre dies die Innenseite, beim X-Bein die Außenseite des Knies. Wie beim Autoreifen sollte man dann bereits in frühen Stadien die Beinachse begradigen, also sozusagen die Spur bzw. den Sturz einstellen, bevor der Abrieb zu stark wird.

Damit kann man das Fortschreiten des Abriebs und damit der Arthrose deutlich verlangsamen. Denn ist der Reifen – im Gelenk der Knorpel – komplett runter, bleibt eben sonst nur noch das künstliche Ersatzteil. Aber auch Verlust der puffernden Strukturen durch Unfall, wie Knorpelverletzungen oder Risse und Verlust des Meniskus, oder Verlust der stabilisierenden Strukturen wie beim klassischen Kreuzbandriss bedingen und beschleunigen die Entstehung von Arthrose. Am schlimmsten wirken sich Gelenkbrüche aus. Brüche des Schienbeinkopfs sind leider keine Seltenheit, und selbst gut operierte Knie sind fast nie ganz stufenfrei und wirken dann im wahrsten Sinne des Wortes wie das oben beschriebene unrund laufende bzw. ausgeschlagene Kugellager mit teils rasant verlaufenden Arthrosen. Fehlentwicklungen der Kniescheibe (Verschiebung nach außen bis hin zum Herausspringen der Kniescheibe, der sog. Luxation) führen zu frühen Arthrosen unter der Kniescheibe. Zudem gibt es auch am Knie Durchblutungsstörungen. Typisch ist die Nekrose des inneren Oberschenkelknochens, der

»Herzinfarkt des Knies«, der sog. Morbus Ahlbäck bzw. M. Ahlbäck. Er tritt häufiger bei Frauen und klassisch nach dem 55. bis 60. Lebensjahr auf. Hier bricht die Gelenkrolle ein – und damit sind wir wieder beim ausgeschlagenen Kugellager oder einem Schlagloch, über das wir nun ständig fahren.

An der Hüfte:

Auch wenn die Hüfte weniger verletzungsanfällig ist als das Knie, so ist sie als Kugelgelenk unbedingt auf ihre formschlüssige Kontur angewiesen. Damit kommen für die Entstehung der Arthrose am Hüftgelenk auch eher Erkrankungen und seltener Verletzungen infrage. Viele der Erkrankungen treten schon sehr früh auf: bereits im Säuglingsalter, in der Kindheit oder frühen Jugend.

Entscheidend für die Langlebigkeit und weitgehend schmerzfreie Funktion des Hüftgelenks sind Art und Umfang der Überdachung des Hüftkopfs durch die Gelenkpfanne sowie die Stellung des Hüftkopfs im Verhältnis zum Oberschenkelknochen. Im Normalfall wird der Hüftkopf von der Gelenkpfanne zu 70 bis 80 Prozent überdeckt. Die Physik lässt erneut grüßen: Druck ist Kraft pro Fläche. Auch an der Hüfte spielt dies eine große Rolle. Ist die Überdachung mangelhaft, steht eine kleinere Fläche zur Kraftaufnahme zur Verfügung, der Druck steigt. Es reibt sich daher der Knorpel an dieser kleineren Fläche entsprechend schneller ab. Die ungenügende Überdachung ist die sog. Hüftdysplasie (lateinisch »dysplasia« = Missbildung). Sie ist eine aus dem Säuglingsalter heraus mangelentwickelte Hüfte. Um dies zu verhindern, werden Säuglingshüften seit 1991 in Deutschland vorgeschrieben mittels Ultraschall (sog. Sonografie) untersucht. Bei Anzeichen einer ungenügenden Überdachung werden dann in aufsteigender Reihenfolge des Mangels ein breites Wickeln empfohlen, Spreizhosen angelegt, Gipse angepasst oder gar Operationen durchgeführt. Die Operation ist aber meist nur in der schlimmsten Form bei fehlender Überdachung nötig, wenn die Hüfte luxiert, also ausgerenkt bzw. ausgekugelt aus der Pfanne steht. Nach dem Prinzip »form follows function« kann sich bei den noch so formbaren, im Wachstum befindlichen Babys durch die Wickelung oder die Spreizhosen der Hüftkopf in die Pfanne quasi einmodellieren. Die Dysplasie ist eine der häufigen Erkrankungen, die je nach Ausprägungsgrad zu sehr frühen Arthrosen der Hüfte führen kann.

Ebenfalls zu den Erkrankungen des Hüftgelenks mit Verursachung einer frühen Arthrose durch Inkongruenz, also schlechte Formgebung, zählt die sog. Hüftkopf-Nekrose. Nekrose kommt aus dem Griechischen und bedeutet töten, absterben. Teile des kugeligen Hüftkopfs werden hierbei nicht mehr genügend durchblutet und sterben ab – quasi der Herzinfarkt der Hüfte. Der Kugelkopf bricht dann an den abgestorbenen Stellen ein, verliert seine Form, und die Hüfte reibt sich wie ein ausgeschlagenes Kugelgelenk rasch ab. Diese Erkrankung kann bereits im Alter von acht Jahren auftreten. Sie wurde nach einem der Erstbeschreiber als Morbus Perthes bzw. M. Perthes benannt. Mit rascher Diagnose und guter Therapie kann sich in diesem jungen Alter der Kugelkopf auch wieder erholen und regelhaft aufbauen. Gelingt dies nicht oder zu spät, bleiben zwangsläufig »Unwuchten« bzw. Unrundungen über, auch wenn der Körper gemäß des Form-follows-Function-Prinzips einiges angleichen und sich der Hüftkopf in die Pfanne wiederum etwas einmodellieren kann. Nicht selten bleiben aber auch stärkere Formveränderungen zurück, die dann ebenfalls zwangsläufig zu rascheren Arthrosen der Hüfte und teils auch schon in jungen Jahren zu großen Korrekturoperationen führen. Das zweite typische Alter für die Nekrose des Hüftkopfs liegt zwischen 35 und 40 Jahren, Männer sind hier häufiger betroffen. Längere Kortison-Einnahme (in höherer Dosis) und Chemotherapie wie auch vermehrter Alkoholkonsum sind häufig ursächlich, seltener auch Knochenbrüche. Anders als im Kindesalter ist ein Aufbau des Hüftkopfs in diesem Alter nicht mehr möglich. Frühe Formen von Einbruch können durch durchblutungsfördernde Medikamente und Operationen noch gerettet werden. Nach Einbruch der Gelenkfläche mit Entrundung des Hüftkopfs kommt es aber auch hier zu raschem Abrieb und Arthrosen.

Die letzte wichtige Erkrankung, die zu einem unrunden Hüftgelenk und damit zu einer rascher entstehenden Arthrose führt, tritt im Alter von etwa 13 Jahren auf. Hier kann – typisch bei groß gewachsenen jungen Männern – sich der gelenkbildende und am Wachstum des Hüftkopfs beteiligte Teil des Hüftkopfs lösen und regelrecht abrutschen. Diese Erkrankung nennt sich entsprechend Epiphysiolysis capitis femoris oder kurz ECF (lateinisch »-lysis« = lösen, »caput« = Kopf, »femur« = Oberschenkelknochen). Dieses Abrutschen kann wenige bis mehrere Millimeter betragen. Typischerweise geht es mit Knie- und nicht mit Hüft- oder Leistenschmerzen einher. Starke Abrutsche treten zumeist mit mehr Beschwerden auf und werden dadurch häufiger erkannt. Sie müssen dann möglichst in ihre Ursprungslage zurückgesetzt und dort über Schrauben oder Drähte fixiert werden. Geringe, nicht mit starken Beschwerden verbundene oder nicht erkannte Abrutsche führen nach Verfestigung in späteren Jahren wiederum zu Unwuchten. Hier ist der Ort der Unwucht meist am Schenkelhals zu finden. Ist der Schenkelhals gegenüber dem Kopf tailliert, so wird diese »Taille« auf einmal prominent, wenn der Kopf vom Hals gerutscht ist. Er kann dann an der Hüftpfanne regelrecht verfrüht anschlagen. Deutlich weiter verstärkt wird dies durch prominente Ränder an den Hüftpfannen, die wie verschiedene Nasenformen im Gesicht ebenfalls angeboren oder vererbt sind. Dadurch tritt das Anschlagen noch früher auf. Anfänglich können sie zu Einklemmungserscheinungen (sog. Impingement) bei Bewegungen, insbesondere bei Beugung und Einwärtsdrehung des Hüftgelenks führen. Man spricht vom Femoro-acetabulären Impingement, kurz FAI (die Einklemmung zwischen »femur« = Oberschenkelknochen und »acetabulum« = Pfanne). Diesem FAI mit seinen Unwuchten und dem Anschlagen wird mittlerweile ein großer Stellenwert in der verfrühten Entstehung der Arthrose am Hüftgelenk zugeschrieben.

Wie kann man Arthrose nachweisen?

Typisch sind die Berichte und Leidensgeschichten der Patienten. Aber: Schmerzen sind sehr subjektiv, werden also eventuell von jedem Patienten ganz anders empfunden. Individuell dabei ist das Vorliegen von Schmerzen wie auch die Intensität der Schmerzen. Damit gehen sie zwar oft, aber nicht regelhaft mit objektivierbaren Befunden einher. Objektivierbare, also durch Zweite bzw. durch den untersuchenden Arzt feststellbare, Merkmale sind »vom Normalen abweichende« Untersuchungsbefunde wie z. B. Bewegungsdefizite, durch klinische Untersuchung provozierbare Druck- und Bewegungsschmerzen oder typische Zeichen in der sog. Bildgebung (Röntgen- oder MRT-/Kernspin-Aufnahmen oder CT-/Computertomografie-Aufnahmen).

Wichtig ist: Nur die Kombination *aller* drei Kriterien (subjektive Beschwerden sowie Untersuchung *und* Bildgebung) machen das Krankheitsbild der Arthrose aus.

Die »Schwarz-auf-weiß-Diagnose« einer Arthrose kann in der Regel durch Röntgen getroffen werden. Auch wenn der Knorpel selbst im Röntgenbild nicht erkennbar ist, sind die Konturen der Knochen sowie der Gelenkspalt (der Zwischenraum zwischen den beiden gelenkbildenden Knochenanteilen) gut erkennbar. Der Gelenkspalt gilt daher als indirektes Maß dafür, ob der Knorpel noch ausreichend dick ist. Bei einer Arthrose nimmt dieser Gelenkspalt ab, bis zuletzt (Arthrose Grad IV) kein Zwischenraum mehr vorhanden ist und eine Knochen-auf-Knochen-Situation vorliegt.

Die folgenden Abbildungen zeigen, wie deutlich die Unterschiede sind zwischen

- einem gesunden Knie- bzw. Hüftgelenk mit weiten Gelenkspalten mit glatten Konturen der Knochen und

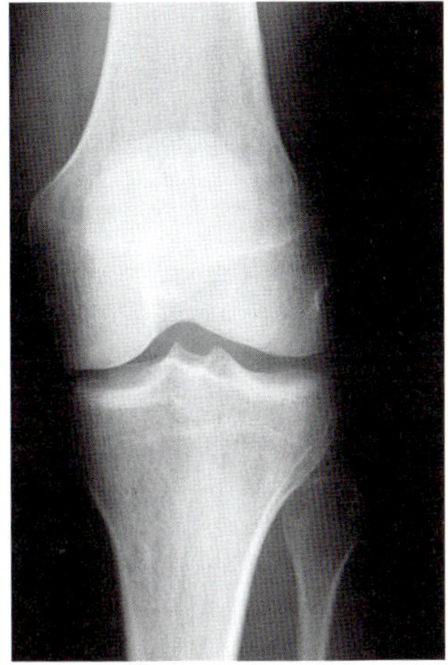

5 Röntgenbild eines gesunden Kniegelenks von vorne, sog. a.p.-Aufnahme

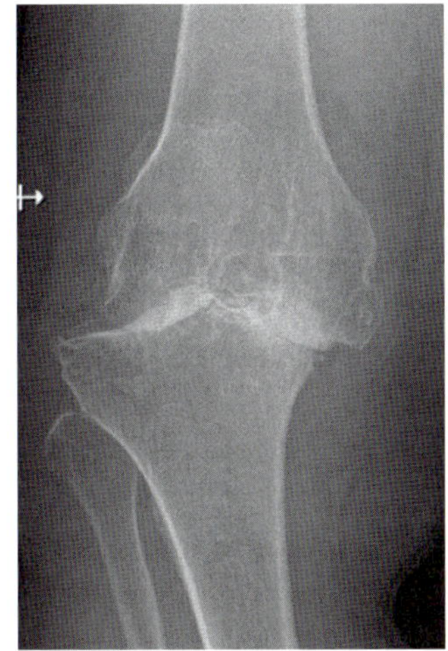

6 Röntgenbild eines kranken Kniegelenks mit schwerer Arthrose aller Anteile

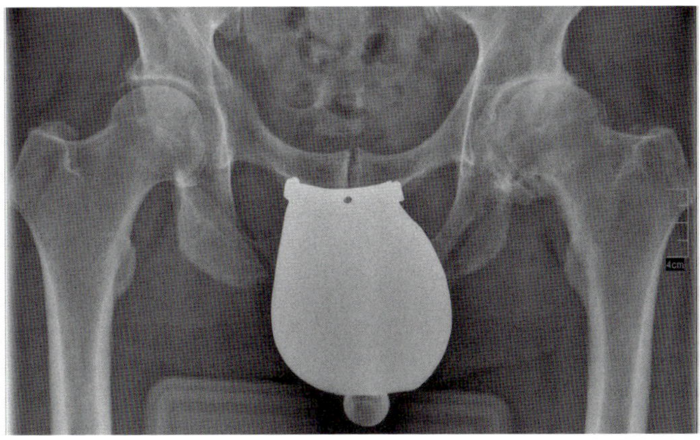

7 Röntgenübersicht beider Hüften, 53-jähriger Mann: rechte Hüfte (links im Bild) nahezu gesund, im Gegensatz dazu die linke Hüfte (rechts im Bild) schwer krank/arthrotisch

- einem von Arthrose betroffenen Gelenk mit engem bzw. sogar großteils völlig fehlendem Gelenkspalt und stark unregelmäßiger Kontur des Knochens mit vielen krankhaften Knochenanbauten (sog. Osteophyten).

Große Bedeutung kommen am Knie sogenannten belasteten oder auch gehaltenen Aufnahmen zu. »Belastet« bedeutet hier, dass das Röntgen im Stehen unter Körpergewichtsbelastung durchgeführt wird. Dadurch wird die tatsächliche schmerzhafte Situation unter Belastung dargestellt. Denn häufig ist im Liegen ohne Belastung selbst bei sehr fortgeschrittenen Arthrosen noch ein Gelenkspalt erkennbar, der erst unter Belastung im Stehen verschwindet. Für die Innenseite am Knie macht man diese Röntgenaufnahme am gestreckten Bein, für die Außenseite am Knie im etwas gebeugten Zustand. Alternativ, dies ist etwas weniger verbreitet, kann man durch die sogenannten gehaltenen Aufnahmen das Knie in eine Vorrichtung einspannen, die durch entsprechenden Zug und Druck in die X- bzw. O-Bein-Stellung das Verschwinden oder Öffnen des Gelenkspalts belegen kann.

Was ist ein künstliches Gelenk und wie sieht es aus?

Unter einem künstlichen Gelenk (sog. Endoprothese) versteht man den Ersatz der durch die Arthrose krankhaft veränderten Oberfläche. Diese künstlichen Gelenke bestehen im Wesentlichen aus drei Teilen und zwei Materialien. Die am Knochen direkt anliegenden Oberflächen sind aus Metall bzw. handelt es sich um Metalllegierungen. Für Patienten mit einer Nickelallergie können spezielle Metalloberflächen zum Einsatz kommen oder Prothesen, in deren Metalllegierung das jeweilige Metall (meist Nickel) nicht enthalten ist. Neuerdings gibt es auch erste Prothesen aus Keramik. Da diese reinen Keramikprothesen aber aktuell noch sehr selten und insbesondere im Rahmen von Studien eingesetzt werden, soll im Folgenden auf die etablierten Metallprothesen eingegangen werden. Vereinfacht gesagt: Das Metall ist dazu da, um einerseits eine feste Verbindung zum Knochen zu gewährleisten und andererseits, um eine feste Oberfläche vom Knochen zum Gelenk zu bilden. Dies gilt für **beide** gelenkbildenden Knochenpartner. Die Oberflächen zum Gelenk hin müssen möglichst »spiegelglatt« sein, da jede kleinste Unebenheit wie minimale Kratzer die Reibung und damit – vergleichbar mit der Entstehung der Arthrose und den dort beschriebenen Unwuchten – wiederum den Verschleiß stark erhöhen würde. Metall auf Metall reiben zu lassen ist hier besonders anfällig und wird daher nicht eingesetzt. Selbst für die besondere Prothesenvariante des Oberflächenersatzes am Hüftkopf (häufig auch McMinn-Prothese nach einem frühen Anwender genannt) waren die Ergebnisse in der überwiegenden Zahl so schlecht, dass diese Metall-Metall-Gleitpaarung auch hier wieder nahezu vollständig verschwunden ist. Die Gleitschicht zwischen den beiden metallenen Komponenten besteht aus Kunststoff, an der Hüfte auch aus Keramik, das Inlay. Dieses wird als eigentliche (neue) Gleitpaarung bezeichnet. Die Gleitpaarung entspricht dann einem künstlichen Knorpel, auf dem die Bewegung der beiden Partner gegeneinander stattfindet. Die Kunststoffe hierfür sind mittlerweile sehr widerstandsfähig. Seit Jahrzehnten wird Polyethylen verwendet. Durch spezielle Verarbeitungsverfahren konnte der bei jedem einzelnen Schritt stattfindende (!) Verschleiß der Inlays, verglichen mit früheren Inlays, massiv verringert werden. Die Inlays aus Keramik für die Hüfte weisen sogar noch weniger Verschleiß auf, bergen aber die, glücklicherweise seltene, Gefahr von Brüchen oder Abplatzern, was dann wiederum leider gravierenden Verschleiß zur Folge hätte. Daher werden weltweit an der Hüfte im weitaus überwiegenden Anteil die modernen Polyethylene eingesetzt.

Medizinische Fachbegriffe übersetzt

Folgende Übersetzungen und Begrifflichkeiten sollen Ihnen helfen, Arztbriefe und die Medizinersprache an Hüfte und Knie etwas besser zu verstehen.
Der Vorsatz »Cox-« kommt vom lateinischen »Coxa« = die Hüfte. Der Vorsatz »Gon-« bedeutet Knie. Die Coxarthrose bezeichnet demzufolge die Arthrose der Hüfte, die Gonarthrose die Arthrose des Kniegelenks. Aus der anatomischen Situation des Kniegelenks ergibt sich, dass die Arthrose entweder nur einen Bereich des Gelenks, eines der drei Kompartimente betreffen kann oder aber mehrere Bereiche in Kombination. Demzufolge gibt es folgende Begrifflichkeiten:

- Mediale (uni-kompartimentelle) Gonarthrose – nur der innere Gelenkanteil bzw. das innere Kompartiment ist betroffen (lateinisch »uni« – eins)
- Laterale (uni-kompartimentelle) Gonarthrose – nur der äußere Gelenkanteil bzw. das äußere Kompartiment ist betroffen (lateinisch »uni« – eins)
- Retropatellararthrose – das Gelenk unter der Kniescheibe (Patella) ist betroffen (lateinisch »retro« – hinter, unter)
- Bikompartimentelle Arthrose – zwei Gelenkanteile bzw. Kompartimente sind betroffen (lateinisch »bi« – zwei)
- Pangonarthrose oder tri-kompartimentelle Arthrose – alle drei Gelenkanteile bzw. Kompartimente sind betroffen (lateinisch »pan« – alles, »tri« – drei)

Aus der im Vergleich zum Knie »einfacheren« anatomischen Situation des Hüftgelenks ergeben sich folgende Begrifflichkeiten:

- Protrusions-Coxarthrose – eine sich nach innen bzw. ins Becken hineinarbeitende Form der Arthrose (lateinisch

»protrusio« – vorschieben, hineinschieben), also ein Zuviel an Überdachung des Hüftkopfs durch die Hüftpfanne

- Dysplasie-Coxarthrose – eine sich nach oben und außen arbeitende Form der Arthrose, bedingt durch eine Hüftdysplasie (lateinisch »dysplasia« – Missbildung), eine aus dem Säuglingsalter heraus mangelentwickelte Hüfte mit ungenügender Überdachung des Hüftkopfs durch die Hüftpfanne)
- Genu varum – O-Bein; Genu valgum – X-Bein. Analog dem X- und O-Bein am Knie wird auch die Abwinklung des Schenkelhalses zum Schaft des Oberschenkelknochens beschrieben.
- Coxa vara – flache Stellung (häufig im Alter, bei weichem Knochen und der Protrusion)
- Coxa valga – steile Stellung (typisch gerade auch bei Dysplasien)

Am Knie:

Um die neuen Oberflächen am Knochen verankern zu können, müssen Teile des krankhaft veränderten Knochens entfernt werden. In aller Regel werden hier nur wenige Millimeter bis maximal etwa ein Zentimeter entfernt. Dies ist vergleichbar mit einer Überkronung beim Zahnarzt. Es müssen aber beide Hauptgelenkpartner von Schienbein und Oberschenkelknochen überkront werden. Bei großen abgestorbenen Anteilen oder großen Hohlräumen (z. B. Arthrosezysten, flüssigkeitsgefüllten Hohlräumen bzw. Kammern, in denen sich Knochen aufgelöst hat) können dies selten auch mehrere Zentimeter sein. Diese Hohlräume werden, wenn möglich, bevorzugt mit Knochen wieder aufgefüllt bzw. unterfüttert oder können durch passende Anbauteile an der jeweiligen Prothesenkomponente ausgeglichen werden. Grundsätzlich ist es das Ziel, nur so wenig wie möglich, aber natürlich so viel wie nötig zu entfernen. Alles Krankhafte muss entfernt sein.

»Sonderfall« Kniescheibe

Gerade die Schmerzen hinter der Kniescheibe sind die am wenigsten absehbaren Schmerzen am Knie überhaupt, sei es vor einer Operation oder auch nach einer Operation. Entsprechend ist auch für die Kniescheibe das Vorgehen weltweit nicht das gleiche. Wird z. B. in den USA meist die Kniescheiben-Rückfläche mit ersetzt, so wird dies in Europa im überwiegenden Teil der Fälle nicht gemacht. Grund für die Zurückhaltung ist der Erhalt von Knochensubstanz der dünnen Kniescheibe, sodass dieser Ersatz nur bei führender Symptomatik in diesem Gelenkanteil gemacht wird. Ferner sind die Ergebnisse weltweit vergleichbar, ob mit oder ohne Ersatz. Denn in gleicher Häufigkeit kommt es leider dennoch zu fortbestehenden Schmerzen hinter der Kniescheibe. Ist diese noch nicht ersetzt, gibt es dann durch den nachträglichen Ersatz zumindest noch eine Option; ist sie bereits ersetzt, ist diese Möglichkeit passé. Die allermeisten Patienten haben aber bei gut sitzenden Implantaten glücklicherweise keine Schmerzen, ob mit oder ohne Ersatz hinter der Kniescheibe. Der Grund für die häufige Verwendung in den USA trotz genannter Überlegungen ist vor allem den drohenden rechtlichen Auseinandersetzungen geschuldet, die man im Falle der nötigen Nachoperation vermeiden will. Der »Trend zur rechtlichen Auseinandersetzung« bei Beschwerden nach Operationen nimmt aber auch in Deutschland stetig zu.

Wie beschrieben, ergibt sich aus der anatomischen Situation des Kniegelenks (Abbildung 1), dass die Arthrose entweder nur einen Bereich des Gelenks, nämlich eines der drei Kompartimente, betreffen kann oder aber mehrere Bereiche in Kombination. Demzufolge gibt es am Knie verschiedene Varianten des Gelenkersatzes. Mit den folgenden Begrifflichkeiten fällt es Ihnen leichter, Arztbriefe und die Medizinersprache an Hüfte und Knie besser zu verstehen:

- Mediale Gonarthrose – **nur** der innere Gelenkanteil ist betroffen – unicondyläre mediale Prothese, sog. mediale Schlittenprothese, mediales Knie-Teilgelenk, landläufig häufig als »Schlitten« bezeichnet, **alle** Bänder (Kreuz- und Seitenbänder) erhalten – mit weitem Abstand häufigster Teilgelenkersatz am Knie
- Laterale Gonarthrose – **nur** der äußere Gelenkanteil ist betroffen – unicondyläre laterale Prothese, sog. laterale Schlittenprothese, laterales Knie-Teilgelenk, **alle** Bänder (Kreuz- und Seitenbänder) erhalten – deutlich seltener als die mediale, auf etwa 10 bis 15 mediale kommt eine laterale
- Retropatellararthrose – **nur** das Gelenk unter der Kniescheibe (Patella) ist betroffen (lateinisch »retro« – hinter, unter) – Gleit-

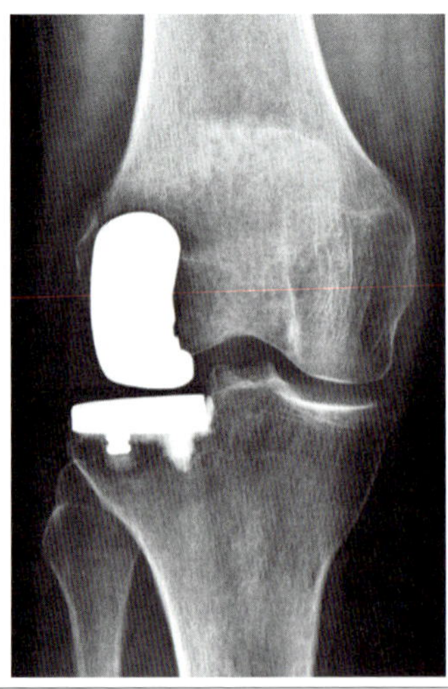

8 Mediale unicondyläre »Schlitten«-Prothese der Knie-Innenseite

lagerersatz und Retropatellarersatz bzw. Kniescheibenrückflächen-Ersatz (in der Regel beides zusammen), Kniescheiben-Teilgelenk, **alle** Bänder (Kreuz- und Seitenbänder) erhalten – deutlich seltener als die Schlittenprothesen

- Bikompartimentelle Arthrose – zwei Gelenkanteile sind betroffen (lateinisch »bi» – zwei) – also entweder unicondyläre mediale **und** laterale Prothese, häufiger aber: unicondyläre mediale **oder** laterale Prothese, kombiniert mit Gleitlagerersatz und Retropatellarersatz (in der Regel beides zusammen), **alle** Bänder (Kreuz- und Seitenbänder) erhalten
- Pangonarthrose – **alle** Gelenkanteile sind betroffen (griechisch »pan« – alles) – Knie-Totalendoprothese (TEP), ist eine bicondyläre Prothese (mediale **und** laterale Kondyle **und** Gleitlager in einem) mit oder ohne Retropatellarersatz bzw. Kniescheibenrückflächen-Ersatz. Es existieren viele Synonyme, z. B. Doppelschlitten, Vollgelenk oder Totalgelenk, landläufig häufig das

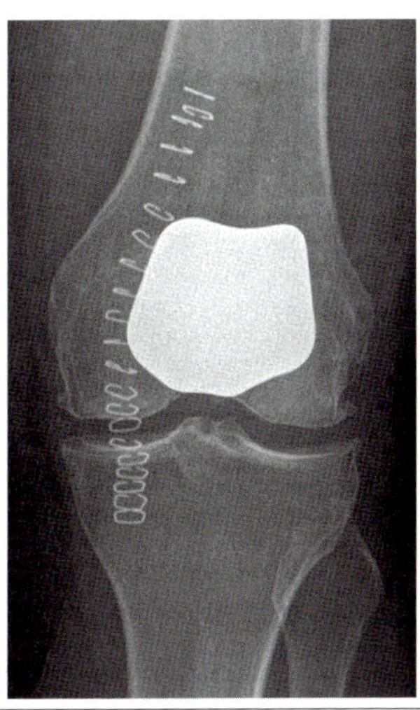

9 Gleitlagerersatz und Retropatellarersatz unter der Kniescheibe

»künstliche Knie«; mindestens ein oder auch beide Kreuzbänder werden ersetzt, auch Seitenbänder können durch Scharniere in der Prothese ersetzt werden.

Alle künstlichen Gelenke (sog. Endoprothesen) sind der Anatomie des menschlichen Kniegelenks weitgehend nachempfunden. Es werden die für den jeweiligen Patienten am besten passende Größe und Form verwendet. Die verschiedenen Größen sind mittlerweile sehr fein abgestuft, sodass sie in aller Regel gut abgestimmt werden können. Die passende Größe wird vor der Operation anhand der Röntgenbilder ermittelt. Während der Operation wird diese Größe dann mit einer Probierprothese überprüft, und erst danach wird die Originalprothese eingesetzt.

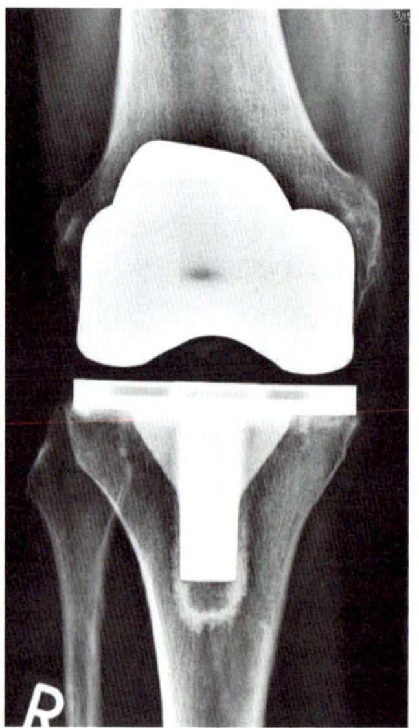

10 Knie-Totalendoprothese (TEP)

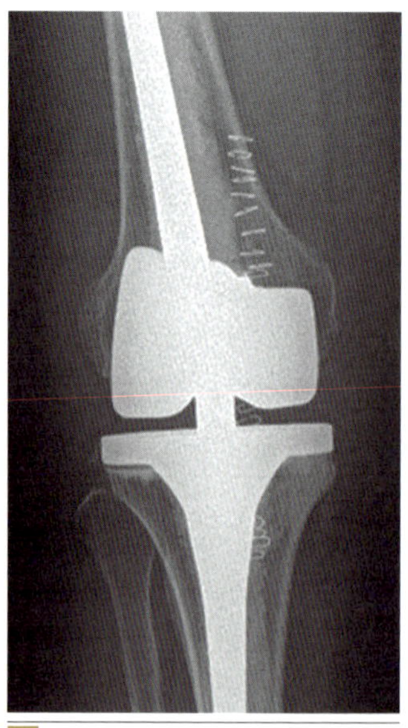

11 Achsgeführte (seitenbandersetzende) Totalendoprothese (TEP)

Wie beschrieben, bestehen auch die künstlichen Kniegelenke im Wesentlichen aus drei Teilen: aus zwei mit dem Knochen verbundenen Teilen und dem Zwischenstück als Gleitlager. Ein Teil der beiden metallenen Komponenten wird am Knie mit dem Oberschenkelknochen, das andere mit dem Unterschenkelknochen verbunden. Diese Verbindung muss fest sein, was in der weit überwiegenden Anzahl der Fälle mit Knochenzement gewährleistet wird. Die Prothesenkomponenten werden am Knochen und in die feinen Knochenbälkchen hinein quasi festgeklebt. Zur besseren Verankerung befinden sich an den Prothesenkomponenten noch eine Art Stifte als metallene Verlängerungen, die in den Knochen hineinragen. Seltener und erst in jüngerer Zeit wieder für manche Prothesensysteme zunehmend angewandt, kann auch eine besonders raue Oberfläche der Komponenten in den Knochen zementfrei eingeklemmt werden. Die in den Knochen hineinragenden Stifte und Fortsätze müssen sich im Knochen regelrecht verklemmen. Entsprechend müssen die Löcher und Rillen etwas unterdimensioniert, also zu klein, sein, um diese Verklemmung zu erreichen. Das wiederum birgt dann die Gefahr von Knochensprengungen, daher muss alles korrekt dimensioniert sein. Das Gleitlager zwischen den beiden Komponenten aus Metall ist dann die Kunststoffscheibe aus Polyethylen, das Inlay. Dieses Inlay gibt es am Knie entweder fest in das Unterschenkelteil eingeklemmt (fixes Gleitlager, sog. »fixed bearing«) oder auf diesem beweglich (mobiles Gleitlager, sog. »mobile bearing«). Letzteres kann bei Schlittenprothesen entsprechend der Mobilität sogar zwischen den beiden Metalloberflächen »herausspringen« (sog. Inlayluxation), da es nur durch die spezielle Formgebung gehalten wird und eben nicht fest in der Komponente eingeklemmt ist. Es gibt eine Vielzahl von Forschungsarbeiten zu diesem Thema. Ein wesentlicher Unterschied hinsichtlich der Funktionalität und Haltbarkeit sowie der Zufriedenheit der Patienten ist zwischen den beiden Arten aber nicht feststellbar, weder für Teil- noch für Vollgelenke.

Der genaue Operationsablauf einer Prothesen-Implantation wird weiter unten erläutert.

»Über den Tellerrand hinaus«

Moderne Entwicklungen in der Knie-Endoprothetik

Die zunehmende Digitalisierung der Welt macht auch vor der Medizin nicht halt. Dies führte zu modernen Weiterentwicklungen der seit Jahren etablierten Prothesen. Die zunehmenden Datenmengen über verwendete und vorliegende Größen von Knochen und Prothesen haben dazu geführt, dass die Prothesen immer weiter an die komplexe Anatomie angepasst werden konnten und so auch immer mehr verschiedene (Zwischen-)Größen zur Anpassung vorhanden sind. Gab es vor einigen Jahren von einer der Komponenten nur vier bis fünf Größen, so sind es mittlerweile mindestens acht bis zehn. Diese Entwicklung gipfelte vor einigen Jahren in der Entwicklung von komplett individuell angepassten Kniegelenken (Individualprothesen). Diese werden inzwischen zunehmend verwendet und haben eine perfekte, da eben komplett individuelle Passform. Das erscheint vor allem bei sehr großen und sehr kleinen Kniegelenken und Knochen sowie bei sehr asymmetrischen Formen von Bedeutung. Denn hier würden die vorgegebenen Standardgrößen der konventionellen Systeme teils an ihre Grenzen stoßen oder Kompromisse in der Einpassung beinhalten. Etwas vereinfacht dargestellt, ist dies vergleichbar mit einem Maßanzug gegenüber einem Anzug konfektionierter Größe von der Stange.

Ich selbst habe viele Hunderte dieser Individualprothesen eingebaut, diverse Forschungsarbeiten durchgeführt und viele Artikel dazu geschrieben. Ferner werde ich als einer der führenden Experten regelmäßig von Kollegen aus ganz Europa besucht, die mir vor ihren ersten eigenen Operationen mit diesen Prothesen »über die Schulter sehen«.

Nicht nur auf die »Hardware«, die Prothesenkomponenten selbst, haben Digitalisierung und Big Data maßgeblichen Einfluss, auch auf die »Software«: Es gibt sog. Navigationsgeräte, die analog der Geräte im Auto die Richtung vorschlagen, im Falle der Operation auf den Millimeter kontrollieren, aber nicht eingreifen. Diese Millimetergenauigkeit kann selbst dem erfahrensten Operateur zusätzliche Präzision ermöglichen. Voraussetzungen sind allerdings eine längere Vorbereitungszeit und Operationsdauer. Diese Entwicklung führte zu der ebenfalls zunehmend verbreiteten Anwendung von Robotersystemen, die der Planung entsprechend die Umsetzung des Einbaus nicht nur kontrollieren, sondern sogar millimetergenau selbst umsetzen. Aber auch hier sind zugunsten der höheren Genauigkeit die Vorbereitung der Operation und die Operationsdauer deutlich verlängert. Der Teufel liegt hier im Detail, an der Notwendigkeit einer guten und genauen Planung. Denn eine ungenügende Planung bedingt automatisch eine ungenügende Umsetzung, da sich der Computer strikt an die Vorgaben hält. Der Einzug künstlicher Intelligenz wird aber hier in Zukunft, in Analogie zum selbstlenkenden Auto, Einzug halten. Grundsätzlich gilt aber: Alle moderneren Entwicklungen müssen sich über Langzeiterfahrungen beweisen, auch wenn vielversprechende kurzfristige Ergebnisse vorliegen. Denn trotz des enormen medizinischen Fortschritts ist natürlich nicht alles Gold, was glänzt, und auch über Jahre bewährte Traditionen haben und behalten ihren Stellenwert.

An der Hüfte:

Für die künstliche Gelenkpfanne werden in aller Regel nur wenige Millimeter bis maximal etwa ein Zentimeter entfernt. Der erkrankte bzw. arthrotisch veränderte Knochen wird weggefräst, das Knochenbett wird angefrischt. Bei großen abgestorbenen Anteilen oder großen Hohlräumen (z. B. Arthrosezysten, flüssigkeitsgefüllten Hohlräumen bzw. Kammern, in denen sich Knochen aufgelöst hat) werden diese ausgekratzt und, wenn möglich, bevorzugt mit Knochen wieder aufgefüllt bzw. unterfüttert. Alternativ können sie durch passende Anbauteile an der jeweiligen Prothesenkomponente ausgeglichen werden. Grundsätzlich ist es das Ziel, nur so wenig wie möglich und gleichzeitig so viel wie nötig zu entfernen. Aber auch hier gilt: Alles Krankhafte muss entfernt sein. In das fertige Knochenbett wird als eine Art starre Auskleidung eine künstliche Gelenkpfanne eingebracht. Diese wird dann bei stabilem bzw. tragfähigem Knochenbett zumeist eingeschlagen und verklemmt sich. Bei wenig stabilem bzw. wenig tragfähigem Knochenbett (klassisch bei Osteoporose) wird die Pfanne über Knochenzement am Knochen und in die feinen Knochenbälkchen hinein »festgeklebt«. Früher gab es noch sog. Schraubpfannen, die mit einem großen Gewinde außen an der halbkugeligen künstlichen Pfanne tatsächlich in den Beckenknochen und das Knochenbett eingeschraubt wurden. Diese Pfannen wurden aber weitgehend verlassen. Nicht im Beckenknochen fixierte Pfannen werden seltener verwendet, da die Bewegung zwischen Pfanne und Becken dann Reibung mit Schmerzen und Defekten verursachen kann. Sie haben aber dennoch ihren Stellenwert und werden in der Behandlung bei Schenkelhalsbrüchen schwer kranker und pflegebedürftiger Menschen sowie als Weiterentwicklung bei Patienten mit wiederkehrenden

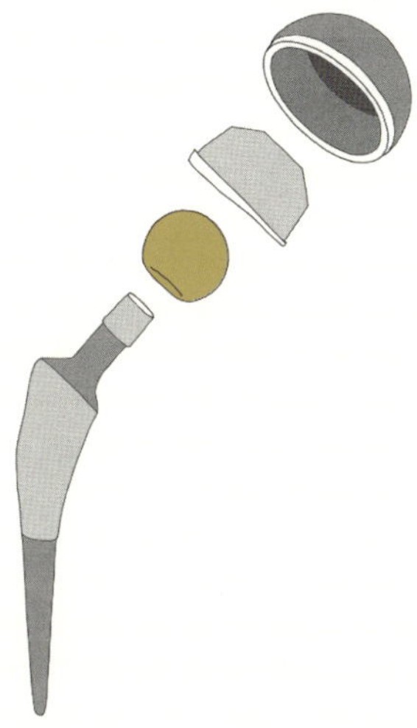

12 Schema Hüft-Totalendoprothese (von links nach rechts: Hüftschaft, Hüftkopf, Inlay und Hüftpfanne des neuen/künstlichen Gelenks)

Ausrenkungen bzw. Auskugelungen (sog. Luxationen) von künstlichen Hüftgelenken erfolgreich verwendet.

Am Oberschenkelknochen muss, ganz anders als bei den Millimeterbereichen bei Knie und Hüftpfanne, der gesamte krankhaft veränderte Hüftkopf entfernt werden. Nur noch ausgesprochen selten werden aufgrund hoher Komplikationsraten die Prothesenvarianten des Oberflächenersatzes am Hüftkopf (häufig McMinn-Prothese nach einem frühen Anwender genannt) verwendet, bei dem – wie der Name sagt – nur die Oberfläche des Hüftkopfs überkront wird und damit Teile des Hüftkopfes erhalten bleiben. In den Oberschenkelknochen wird ein Hüftschaft als eine Art starre Auskleidung eingebracht. Dieser Schaft wird wie bei der Pfanne bei stabilem bzw. tragfähigem Knochenbett eingeschlagen und verklemmt sich. Bei wenig stabilem bzw. wenig tragfähigem Knochenbett (klassisch bei Osteoporose) wird der Schaft über Knochenzement am Knochen und in die feinen Knochenbälkchen hinein »festgeklebt«. Die Schaftzementierung sollte bei Osteoporose und in der Regel bei Frauen über 70 Jahre, bei Männern über 80 Jahre erfolgen.

Komplettiert wird das künstliche Hüftgelenk durch einen Kugelkopf aus Metall oder Keramik, den es in verschiedenen Durchmessern und Längen (zur Anpassung der Beinlänge) gibt. Die besten Ergebnisse werden hier weltweit durch 32 Millimeter Durchmesser messende Köpfe erreicht, es gibt sie aber auch mit 22, 28 und 36 sowie 40 Millimetern Durchmesser. Kleinere Köpfe halten meist länger und bedingen weniger Reibung und Abrieb, springen aber wegen des geringeren Durchmessers leichter aus dem Inlay (sog. Luxation, Auskugeln des Gelenks). Die großen Durchmesser luxieren deutlich seltener, haben aber mehr Abrieb. Die Größen 40 Millimeter und mehr wurden daher weitgehend verlassen, kleinere müssen größenbedingt bei kleinen Pfannen verwendet werden. Der genaue Operationsablauf wird weiter unten erläutert.

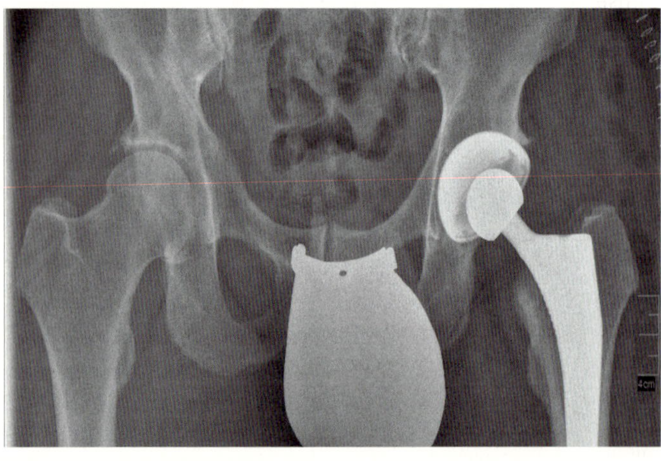

13 Röntgen-Übersicht beider Hüften nach Prothesenimplantation

Wann sollte man an ein künstliches Gelenk denken?

Entscheidend ist das Vorliegen von diesen beiden Bedingungen:

1. Es liegt eine fortgeschrittene Arthrose vor **und**
2. Ihre Lebensqualität ist eingeschränkt und Sie leiden.

Während der erste Punkt wie beschrieben objektivierbar ist (z. B. durch Röntgenaufnahmen), ist der zweite Punkt natürlich vollkommen individuell. Schmerzen sind sehr subjektiv, und auch die Lebensqualität wird wie die Erwartung daran vollkommen unterschiedlich bewertet. Nur wenn beide Bedingungen und realistische Erwartungshaltungen vorliegen, hat ein Gelenkersatz eine Chance auf Erfolg.

Der Gelenkersatz stellt grundsätzlich immer die letzte Therapiemöglichkeit dar. Sie sollten daher vorher bereits einiges versucht haben, zu nennen sind hier Schmerzmittel, Spritzen ins Gelenk oder Krankengymnastik, Umschläge, Bandagen oder Schuhzurichtungen. Die Orthopäden sprechen hier vom sog. Ausschöpfen der konservativen Maßnahmen. Erst danach (und nur bei wenigen akuten Ausnahmen direkt) stehen die operativen Maßnahmen an. Wenn trotz aller konservativer Maßnahmen Ihre Schmerzen weiterhin vorhanden oder rasch wieder zurückgekehrt sind, die Schmerzen zunehmen und Sie sogar regelmäßig nachts von ihnen aufwachen, dann ist die Zeit definitiv reif für einen Gelenkersatz. Auch der Aspekt Beweglichkeit ist hier relevant, wenn sich sowohl die Beweglichkeit im betroffenen Gelenk selbst (Sie können es nicht mehr ausreichend oder nur schmerzhaft strecken oder beugen) als auch Ihre Gehstrecke oder sportliche Aktivität verringert haben. Einige Abstriche wird jeder in Kauf nehmen müssen, aber quälen sollte man sich nicht – oder darauf warten, bis tatsächlich jedes Aufstehen schmerzt und gehen ohne Schmerzen gar nicht mehr oder nur noch auf kurzen Strecken möglich ist. Jedoch ist ein Gelenkersatz auch kein Jungbrunnen. Wer noch viele Kilometer oder mehrere Stunden Sport und wandern (zumindest nahezu) schmerzfrei bewältigen und noch mehr möchte, der sollte vermutlich etwas zuwarten und es mit nichtoperativen bzw. konservativen Therapieverfahren versuchen: Die Erwartungen wären zu hoch und würden vermutlich enttäuscht werden. Vor allem Genannten steht, dass Ihre individuelle Lebensqualität deutlich gelitten hat, durch welche Einschränkung auch immer, durch Schmerzen, hinsichtlich der Beweglichkeit, Aktivität etc.

Bemerkenswert ist in diesem gesamten Zusammenhang auch Folgendes: Die Arthrose verläuft i. d. R. wellenförmig. Das heißt, schlechte Phasen wechseln sich mit guten oder zumindest besseren Phasen ab. Dies ist wie beim ersehnten Zahnarztbesuch: Tagelang quälen einen die Schmerzen, und beim langersehnten Termin vor Ort sind sie plötzlich verschwunden! Beim typischen Arthroseverlauf werden über die Monate die schlechten oder Schmerzphasen häufiger, intensiver und dauern länger an; entsprechend werden die besseren Phasen seltener und kürzer.

Fallbeispiele

Nachfolgend lesen Sie drei typische Fallberichte, aus denen sich auf eine mögliche Therapieoption Rückschlüsse ziehen lassen.

Künstliches Knie-Teilgelenk, sog. »Schlitten« Bericht eines 57-jährigen Patienten:

»Sport war schon immer wichtiger Bestandteil meines Lebens. Fast jede Sportart habe ich ausprobiert, aber Skifahren und Fußball spielen waren immer meine größte Leidenschaft.

Beim Fußball habe ich mir mit etwa 30 Jahren einen Innenmeniskusriss zugezogen. Das Foul vergesse ich nie. Ich spürte einen Riss und konnte das Knie nicht mehr richtig bewegen. Es wurde auch gleich dick. Insgesamt hatte ich Glück und nur diese eine Verletzung am Knie. Meine Kollegen hatten viel häufiger Verletzungen und Bänderrisse. Wahrscheinlich war von Vorteil, dass ich jahrein, jahraus und bei jedem Wetter Sport gemacht habe, und mein Orthopäde und auch der Physiotherapeut meinten, dass meine Muskeln sehr gut seien und ich meine Knie dadurch gut stabilisieren könne. Mein Meniskusriss musste aber damals operiert werden, ein großer Anteil wurde herausgeschnitten. Das geschah über eine Gelenkspiegelung. Ich hatte von Kollegen gehört, bei denen der ganze Meniskus über einen großen Schnitt am Knie herausgeschnitten wurde. Das wollte ich nicht. Ich habe mir eine auf Sportverletzungen spezialisierte Klinik gesucht, wo man über eine Schlüsselloch-Operation während der Gelenkspiegelung nur das Nötigste entfernt oder sogar näht. Nähen ging leider nicht mehr, dafür war der Riss zu groß. Jedenfalls hatte ich dann jahrelang Ruhe, bis ich von meinem 50. Geburtstag an wieder Schmerzen auf der Innenseite des Knies bemerkte. Anfangs dachte ich, dass es mit meinem Alter und der Psyche zusammenhing, weil ich jetzt 50 Jahre alt war. Aber die Schmerzen nahmen über die nächsten Monate und Jahre zu. Die Schmerzen waren aber nicht immer gleich. Auch das O-Bein, das ich schon immer hatte, verstärkte sich. Als ich dann mit 53 Jahren beim Joggen ständig Schmerzen hatte, ging ich zum Orthopäden und ließ ein Kernspin (MRT) machen. Der Radiologe erklärte mir daraufhin, dass ich einen starken Reizzustand im Kniegelenk und starke Knorpelschäden auf der Innenseite hätte. Er erkannte auch direkt, dass ein gutes Stück vom Innenmeniskus fehlte, das restliche Kniegelenk sei aber noch ganz in Ordnung. Beim Orthopäden ließ ich mir dann mehrere Spritzen ins Kniegelenk geben. Nach den ersten Spritzen waren die Schmerzen wie weggeblasen, und ich hatte über ein Jahr Ruhe. Also bin ich dann wieder hin, aber die nächsten Spritzen halfen jetzt nur noch etwa ein halbes Jahr und die letzten nur noch einige Wochen. Ich habe sogar mein Sportpensum deutlich reduziert. Aber so wollte ich nicht mehr weitermachen. Mein Orthopäde meinte, ich sei nun reif für ein künstliches Knie. Ich habe mir also wie damals eine spezialisierte Klinik herausgesucht. Dort hat man Röntgenbilder im Stehen gemacht, und ich konnte direkt selbst erkennen, dass auf der Innenseite keinerlei Gelenkspalt mehr zu erkennen war und Knochen auf Knochen stand. Man hat mir dann sehr ausführlich erzählt, dass es bei mir reichen würde, wenn man nur den kaputten inneren Anteil des Knies ersetzen würde, ich dann schneller wieder fit werden würde und auch wieder Sport machen könne. Auch würden an der Klinik viele Teilgelenke gemacht. Es leuchtete mir von Anfang an ein, dass es Sinn macht, nur das zu ersetzen, was kaputt ist, und das zu erhalten, was noch okay ist. Man sagte mir aber auch, dass ein Teilgelenk nicht so lange halten würde wie ein volles Kniegelenk, ich aber eben deutlich mehr Chancen hätte, wieder aktiv zu sein. Also entschied ich mich für die Operation. Auch wenn die ersten Tage nachher recht schmerzhaft waren und ich noch viele Wochen gekämpft habe, so würde ich die OP jederzeit wieder machen. Aber man muss selbst ran und trainieren. In der Reha war ich viel schneller fit als alle anderen, die ein volles Gelenk hatten – ich wollte ja auch schnell wieder fit werden. Im April war die OP, und im Winter war ich schon wieder beim Skifahren. Auch ist mein Bein jetzt wieder viel gerader und fühlt sich auch wieder stabil und belastbar an. Ich weiß, dass ich sportlich einige Abstriche machen sollte, um die Langlebigkeit des Gelenks nicht zu gefährden, aber bisher konnte ich fast alles machen.«

Künstliches, »achsgeführtes« volles Kniegelenk Bericht einer 67-jährigen Patientin:

»X-Beine habe ich, seit ich denken kann. Ich wurde schon früher darauf angesprochen. Aber die letzten Jahre wurde es zunehmend schlimmer. Das Knie fühlte sich auch nicht mehr so stabil wie früher an. Seit zwei Jahren ging ich daher längere Strecken nur noch mit Wanderstöcken. Die Schmerzen waren aber eigentlich gar nicht so schlimm, Schmerzmittel nahm ich selten ein. Hauptsächlich tat es beim Treppensteigen weh. Nach einem etwas stärkeren Schmerz seitlich außen am Knie, der einige Tage angehalten hat, war ich beim Orthopäden, der auch Röntgenaufnahmen gemacht hat. Er sagte, das sei eine Arthrose auf der Außenseite, aber wirklich untersucht hat er mein Gelenk nicht. Für ein künstliches Kniegelenk sei es noch nicht schlimm genug, auch hätte ich ja nur wenig Schmerzen, und er kenne auch mehrere Patienten, die trotz eines neuen Gelenks weiterhin Schmerzen hätten. Eigentlich war ich ganz froh darüber: Eine Nachbarin ist mit ihrem künstlichen Gelenk alles andere als zufrieden. Das letzte halbe Jahr musste ich mich beim Treppensteigen aber am Geländer hochziehen, und da tat es dann auch wirklich weh. Deswegen bin ich auf Anraten meiner Freundin in die orthopädische Klinik in der Stadt gegangen. Dort hat man mich gründlich untersucht und sich sehr verwundert über mein schlechtes Gehen geäußert und gefragt, warum ich denn erst jetzt käme. Dann musste ich neue Röntgenaufnahmen im geraden Stehen und im Stehen mit leicht gebeugten Knien machen. Das hat mich selbst völlig umgehauen. Die sahen ganz anders aus als die Röntgenaufnahmen im Liegen beim Orthopäden. Das Bein war richtig krumm, auf der Knie-Außenseite war Knochen auf Knochen, und auf der Innenseite war ein sehr weiter Spalt zwischen den Knochen. Man hat mir dann auch gesagt, dass dieser Gelenkspalt durch das X-Bein sogar schon zu weit geworden ist und daher auch kein Standard-Oberflächenersatz mehr gemacht werden könne. Dies würde auch mein zunehmend starkes X-Bein und die Instabilität erklären. Entsprechend müssten sie mir ein künstliches Gelenk einsetzen, das weiter in den Knochen hineinragt und die Bänder mit ersetzt. Ich hätte wohl doch schon etwas früher in die Klinik gehen sollen. Jedenfalls habe ich mich dann für die Operation entschieden, auch wenn man mir viele schlimme Dinge erzählt hat, die bei einer Operation passieren können. Insgesamt hatte ich aber großes Vertrauen, denn man hat mir nicht nur erzählt, wie toll alles wird. Am Tag vor der Operation kam ich ins Krankenhaus. Es wurde noch mal Blut abgenommen, ich hatte eine sehr nette Zimmernachbarin, zu der ich noch heute Kontakt habe. Sie bekam ein Standard-Kniegelenk. Nach der Operation hatte ich erstaunlich wenig Schmerzen, aber ein deutlich geschwollenes Bein und auch einen ordentlichen Bluterguss auf der Haut für einige Wochen. Dafür konnte ich bereits am Tag der OP aufstehen und hatte ein gerades Bein, wie vermutlich schon seit der Kindheit nicht mehr. Bereits nach ein paar Tagen war mein Gehen und Stehen schon deutlich sicherer als zuvor, und nach der Reha, wieder zu Hause, konnte ich bereits die Krücken weglassen. Nur das Treppensteigen war noch einige Wochen mühsam, geht aber zwischenzeitlich auch hervorragend. Ich mache mittlerweile deutlich mehr Spaziergänge als die Jahre davor und erkenne jetzt erst im Nachhinein, was für Einschränkungen ich vorher akzeptiert habe. Auch meiner Zimmernachbarin ging es vergleichbar gut, auch wenn sie etwas mehr Schmerzen als ich hatte und noch über zwei Monate Schmerzmittel genommen hat. Ich konnte die Schmerzmittel bereits in der Reha weglassen.«

Künstliches Hüftgelenk Bericht einer 63-jährigen Patientin:

»Als ich zum ersten Mal bewusst Schmerzen in meinem Hüftgelenk hatte, war ich Ende 40. Es war nach einer längeren Wanderung. Anfangs wusste ich gar nicht, dass es die Hüfte ist, denn es waren Schmerzen in der Leiste und im Gesäß, die nach einigen Tagen auch wieder vergingen. Ich bin damals auch nicht gleich zum Arzt gegangen, die Schmerzen waren ja auch rasch wieder vergangen. Ich war immer sehr aktiv, und daher »zwickte und zwackte« es immer mal irgendwo. Im Verlauf der nächsten Jahre kamen die Schmerzen dann aber immer häufiger, stärker, und vor allem verschwanden sie nicht so rasch wieder. Wenn ich die Schmerzen gar nicht mehr aushalten konnte, nahm ich eine Schmerztablette. Anfangs half eine einzelne Tablette und ich war wieder lange Zeit schmerzfrei, aber die letzten Jahre musste ich immer mehr Tabletten nehmen: zunächst vor längeren Wanderungen oder anderen Belastungen, im letzten Jahr dann sogar täglich. Natürlich ging ich nach einigen Schmerzattacken auch mal zu meinem Hausarzt. Er ließ Röntgenbilder machen und erklärte mir dann, dass ich Arthrose an beiden Hüftgelenken hätte. Ich sollte erst mal abwarten und dass man, außer Schmerzmittel zu nehmen, wohl nicht viel machen könne. Irgendwann müsse ich mir wohl ein künstliches Hüftgelenk einsetzen lassen. Dies solle ich mir aber reiflich überlegen, denn es würde bei der Operation viel Knochen entfernt, und die Haltbarkeit solcher Gelenke sei auch nicht gut. Und so hatte ich bewegungsliebender Mensch Angst vor dem Rollstuhl. Also wartete ich erst mal ab, riss mich zusammen und tat – außer Tabletten schlucken – nichts für mein schmerzendes Hüftgelenk. Als aber meine ausgedehnten Wanderungen zu quasi nur noch Spaziergängen wurden, um die Schmerzen zu vermeiden, und ich täglich Tabletten einnahm, wollte ich doch nicht mehr so weitermachen. Von zwei früheren Wanderfreunden erfuhr ich, dass sie sich schon vor Jahren ein künstliches Hüftgelenk hatten einsetzen lassen und sogar wieder Ski fuhren. So bin ich dann endlich, nach über zehn Jahren mit Schmerzen, zu einem Orthopäden gegangen. Es wurden neue Röntgenbilder gemacht, und dann meinte der Orthopäde recht lapidar: »Erstaunlich, dass Sie erst jetzt gekommen sind. Die Arthrose ist wirklich ordentlich.« Sogar ich konnte auf den Röntgenbildern erkennen, dass der Gelenkspalt auf einer Seite gar nicht mehr vorhanden war und der Hüftkopf an beiden Hüftgelenken schon nicht mehr ganz rund war. Er riet mir eindeutig zu einem künstlichen Hüftgelenk und erklärte mir, dass die Methoden heutzutage so fortschrittlich seien, dass man sehr schnell wieder auf die Beine kommt. Da der Orthopäde die Operation nicht selbst durchführen würde, empfahl er mir zwei spezialisierte Kliniken in der Nähe. In der einen waren auch meine beiden Wanderfreunde, also ging ich dort hin. Dort fühlte ich mich gut aufgehoben, man erklärte mir alles ausführlich und zeigte mir ein Modell. Ich lernte sogar den Operateur kennen, dessen Art mich sehr beruhigt und der mich in meinem Vorhaben bestätigt hat. Er hat diese Operation schon viele Hundert Mal gemacht und benutzt einen kleinen und sehr muskelschonenden Zugang. Ich entschied mich also für die Operation. Die Operation war ein voller Erfolg, und ich konnte bereits in der Reha schon wieder sehr gut gehen. Ich habe die OP noch keine Minute bereut. Die Operation ist jetzt erst ein halbes Jahr her, und mein Mann und ich waren vor Kurzem schon wieder zum Wandern in den Alpen. Es war einfach herrlich, bergauf und bergab und endlich wieder ohne Schmerzen unterwegs zu sein. Mit meiner zweiten Seite, die jetzt auch schon häufig schmerzt, werde ich definitiv nicht so lange warten!«

Grübeln führt nicht zum Ziel

Regelmäßig möchten Patienten in der Sprechstunde darüber diskutieren, was genau vor 10 oder 15 Jahren ihre Kniebeschwerden ausgelöst und/oder verschlimmert haben könnte und was sie damals hätten anders machen sollen, um heute nicht diese Beschwerden zu haben. Solche rückwärtsgewandten Betrachtungen sind aber müßig, denn die Patienten müssen ja im Hier und Heute mit der Situation klarkommen und gemeinsam mit ihrem Arzt einen guten Weg hin zu einem schmerzfreien Leben finden. Der Blick in den Rückspiegel hilft dabei nicht weiter, weil er häufig mit Selbstvorwürfen verbunden ist und zu viel Aufmerksamkeit bindet, die besser für die aktuelle Behandlung verwendet werden sollte. Was zählt, ist nur die aktuelle Situation und welche Schlussfolgerungen zu ziehen sind. Dies kann zum Beispiel bedeuten, jetzt auf eine knieschonendere Sportart wie Walking, Schwimmen oder Radfahren umzusteigen und die Fußballschuhe an den Nagel zu hängen.

Sehr schlechte Berater sind, gerade vor der OP, übertriebene Erwartungen auf der einen Seite und auf der anderen Seite negative Gedanken, Depressionen oder gar sog. Katastrophierungsneigungen von »Pessimisten« und »Schwarzmalern«. Die Erfolgsaussichten sind in all diesen Fällen bewiesenermaßen deutlich schlechter.

Kurze Checkliste

»Künstliches Kniegelenk – wann ist es so weit?«

- Schmerzen im Knie beim Laufen, bei fast jedem Schritt
- Gehstrecken schmerzbedingt deutlich reduziert
- Schmerzen beim Aufstehen aus dem Sitzen
- Schmerzen beim Treppensteigen und Bergabgehen
- Schmerzen im Knie in Ruhephasen, überwiegend nach Belastung und abends
- Nächtliches Aufwachen wegen Schmerzen im Knie
- Zunehmende Bewegungseinschränkung (Abwinkeln bzw. Beugen des Knies oder volles Strecken nicht mehr oder nur noch schmerzhaft möglich)
- Schmerzmitteleinnahme regelmäßig, in immer höherer Dosis
- Physiotherapie hilft nicht mehr oder nur kurzzeitig
- Spritzen ins Knie helfen nicht mehr oder nur kurzzeitig
- Zunehmende O-Bein- oder X-Bein-Stellung
- Hoher Leidensdruck und Einschränkung der Lebensqualität

Kurze Checkliste

»Künstliches Hüftgelenk – wann ist es so weit?«

- Schmerzen in der Leiste beim Laufen, bei fast jedem Schritt
- Gehstrecken schmerzbedingt deutlich reduziert
- Schmerzen beim Aufstehen aus dem Sitzen
- Schmerzen in der Leiste in Ruhephasen, überwiegend nach Belastung und abends – nächtliches Aufwachen wegen der schmerzenden Hüfte bzw. Leiste
- Zunehmende Bewegungseinschränkung (viele Bewegungen können nicht mehr oder nur noch schmerzhaft gemacht werden, z.B. ist das Anziehen von Schuhen oder Socken erschwert)
- Schmerzmitteleinnahme regelmäßig, in immer höherer Dosis
- Physiotherapie hilft nicht mehr oder nur kurzzeitig
- Spritzen ins Hüftgelenk helfen nicht mehr oder nur kurzzeitig
- Hoher Leidensdruck und Einschränkung der Lebensqualität

Was sind realistische Erwartungen hinsichtlich eines künstlichen Gelenks?

Dies ist die wohl schwierigste Frage. Sie haben in Ihrem Umfeld bestimmt schon von sehr zufriedenen, aber auch von sehr unzufriedenen Patienten gehört. Die einen raten natürlich dazu, bloß nicht zu lange zu warten, die anderen warnen regelrecht vor der Durchführung einer solchen OP. Gewissermaßen haben beide Seiten recht, vor allem aus ihrer jeweiligen Sicht. Alle Patienten weltweit betrachtet, sind deutlich über 90 Prozent der Patienten mit ihrem künstlichen Hüftgelenk zufrieden, mit ihrem künstlichen Kniegelenk leider nur etwa 80 bis 85 Prozent der Patienten. Die Gründe hierfür sind so mannigfaltig, dass sie ein ganzes eigenes Buch füllen könnten. Ich möchte versuchen, Ihnen die wichtigsten kurz darzulegen. Entscheidend sind in meinen Augen vor allem drei Aspekte:

1. Die Indikation zur Operation war gegeben (siehe oben unter »Wann sollte man an ein künstliches Gelenk denken?« – eine fortgeschrittene Arthrose und ein hoher Leidensdruck müssen vorliegen).
2. Ein erfahrener Operateur setzt die für den vorliegenden Fall passende Prothese korrekt ein, und
3. die Erwartung ist realistisch.

Allein bei näherer oberflächlicher Beleuchtung dieser drei vordergründig hoffentlich sehr einleuchtenden Gründe wird ersichtlich, wie komplex das Ganze ist: Die fortgeschrittene Arthrose ist ja sehr objektivierbar (durch z. B. Röntgenaufnahmen oder eine Gelenkspiegelung), aber die Lebensqualität und Beschwerden sind vollkommen individuell und subjektiv. So leiden nicht selten Patienten mit objektiv »geringerer« Arthrose sehr stark. Andererseits fragen ebenfalls nicht selten Patienten mit so fortgeschrittenen Arthrosen, dass selbst der Arzt schon die Hände über dem Kopf zusammenschlägt, ob denn wirklich schon eine Operation nötig sei, da es ja nur häufiger mal »zwicke«. Auch die Auswahl der passenden Prothese ist komplex: Die Prothese sollte nur so wenig wie möglich, aber eben auch so viel wie nötig ersetzen und Anspruch, Gewicht, Stabilität sowie Form und Größe der Knochen berücksichtigen. Ferner muss sie von einem in dieser speziellen Art erfahrenen Operateur korrekt eingesetzt werden. Der letzte Aspekt, die realistische Erwartung, ist der wohl kniffligste. **Übertrieben gesagt, soll ein künstliches Gelenk bei manchen Patienten das Leben ändern. Das kann es natürlich nicht.** Starkes Übergewicht oder eine Depression liegen selten nur an einem kaputten Gelenk. Wer noch nie aktiv war, wird es nur durch ein künstliches Gelenk nicht werden. Wer unter »geringeren« objektiven Befunden schon stark leidet, wird vermutlich auch nach einer Operation stärkeren Leidensdruck verspüren. Zudem ist das Einsetzen eines künstlichen Gelenks verbunden mit individuell verschieden starken und lang andauernden Einschränkungen. Von besonderer Bedeutung sind daher Akzeptanz dieser länger dauernden Situation sowie die Eigeninitiative und Aktivität vor wie nach der Operation. Wer vorher fitter war, kommt nachher schneller wieder auf die Beine. Es etabliert sich daher immer mehr das Motto »fit in – fit out«. Wer aktiv an sich und dem Gelenk arbeitet, wird bessere und schnellere Erfolge erreichen. Allerdings gibt es natürlich immer ein Zuviel. Physiotherapeuten, Ärzte und das eigene Gespür helfen dabei, hier realistische Grenzen zu erkennen und diese mit allmählicher Steigerung zu verschieben. Es ist besser, beim jeweils ersten Mal (Dauer oder Länge der Gehstrecke, Ausmaß der Bewegung etc.) eine vermeintlich zu geringe Intensität anzuwenden. Kommt es dann nicht zu vermehrten Schmerzen oder einer Schwellung, kann man am nächsten Tag doppelt so viel machen. So kann man sich an seine Grenzen herantasten und diese verschieben.

Nur wenn alle Aspekte und realistische Erwartungshaltungen vorliegen, hat ein Gelenkersatz eine Chance auf Erfolg. Stellen Sie sich eher auf sehr starke Schmerzen und nur geringe Verbesserungen ein – dann kann es fast nur besser werden. Das ist fast wie bei einem Kinofilm: Wenn alle überschwänglich schwärmen, wird man häufig enttäuscht, hingegen erscheinen von allen verrissene Filme oft gar nicht so schlecht.

Meine Standardaussagen in der Sprechstunde sind immer:

- »Es ist und bleibt ein **künstlicher** Gelenk**ersatz**, er kann nicht mehr das Gelenk eines oder einer 18-Jährigen werden.«
- »Daher werden Sie auch einige Abstriche in Kauf nehmen müssen und nicht mehr all das machen können, wie es mit einem unversehrten Gelenk möglich wäre.«
- »Die Operation ist das eine, Ihre eigene Arbeit daran das andere.«
- »Sie müssen sich auf einige Tage starke Schmerzen und insgesamt mehrere Monate Beschwerden sowie Schwellungen einstellen und werden bis zu einem Jahr spüren, dass das Gelenk operiert wurde.« (Dies gilt besonders für das Knie; Hüften bereiten im Verlauf in aller Regel **viel** weniger und kürzer Beschwerden.)
- »Einen Zustand von schlecht auf gut kann man erreichen, von gut auf sehr gut nicht – dies gilt für subjektive Beschwerden wie auch objektive Befunde.«
- »Das Ziel ist eine deutliche Verbesserung der jetzigen Situation, eine Beschwerdefreiheit kann aber keinesfalls garantiert werden.«

Zusammengefasst: Was ein künstliches Gelenk leisten kann

Ein künstliches Gelenk ist und bleibt im Vergleich zum gesunden Original ein »schlechterer« Ersatz. Es ist mit einer großen Operation verbunden und mit entsprechenden, länger anhaltenden Beschwerden sowie mit der Notwendigkeit von Therapie und Aktivität. Wenn man dies alles akzeptiert, hat man mit dem künstlichen Gelenk eine große Chance auf das Wiedererlangen von viel Lebensqualität.

NEUES GELENK: VORBEREITUNG

Was ist bei der Wahl der Klinik und des Arztes zu beachten?

Die Implantation eines künstlichen Gelenks ist eine planbare Operation und wird nur selten als Notfalloperation durchgeführt. Viele Kliniken und Ärzte haben sich auf Operationen dieser Art spezialisiert, sie führen sie sehr häufig und routinemäßig durch. Falls Ihr behandelnder Arzt nicht selbst die Operation vornehmen wird, kann er Sie dahingehend beraten, welche Kliniken in Ihrer Region für Sie infrage kommen. Sicherlich haben viele von Ihnen Bekannte, die Erfahrungen in diesen Krankenhäusern gemacht haben. Aber auch Arzt- bzw. Klinikbewertungen im Internet sind heutzutage sehr hilfreich. Vereinbaren Sie einen Termin und sehen Sie sich gegebenenfalls auch eine zweite Klinik an, bevor Sie sich für die Operation entscheiden. Denn es ist wichtig, dass Sie sich in jeglicher Hinsicht gut aufgehoben fühlen und Vertrauen haben.

Kurz zusammengefasst sind beim ersten Termin nach meinem Empfinden folgende Aspekte entscheidend: Der Arzt bzw. Operateur

- nimmt sich Zeit, hört zu, stellt und beantwortet Fragen,
- untersucht Ihr Gelenk (fasst Sie also an),
- sieht Röntgenbilder an und erklärt sie Ihnen,
- legt Ihnen Alternativen dar und drängt Sie nicht zur Operation und
- gewinnt Ihr Vertrauen durch seine Art und Kompetenz.

In meinen Augen muss ein Arzt zuhören können, um daraus die entsprechenden Schlüsse ziehen zu können. Allerdings stehen hier ein Fokussieren auf die Beschwerden und das betroffene Gelenk im Vordergrund und sozusagen nicht Ihre gesamte Lebensgeschichte, denn dafür ist heutzutage tatsächlich keine Zeit mehr übrig. Daher stellt der Arzt gezielte Fragen, um Ihren konkreten Leidensdruck, Ihre Beschwerden und Einschränkungen zu erfassen. Leider gibt es in unserer heutigen, zeitlich getriebenen Welt zunehmend Kollegen, die nicht nur nicht zuhören können, sondern insbesondere auch keine Hand mehr anlegen. **Eine Untersuchung des schmerzhaften Gelenks und der benachbarten Gelenke ist ein Muss!** Gar nicht selten sind z. B. Knieschmerzen in Wirklichkeit ausstrahlende Schmerzen aus der Hüfte oder gar der Wirbelsäule. Leider kenne ich einige Fälle, bei denen Patienten schon mehrfach am Knie ohne Erfolg operiert wurden, da die eigentliche Ursache an der Hüfte nicht erkannt wurde. Die Untersuchung muss also genau die von Ihnen als störend empfunden Beschwerden provozieren und testen. Dies kann durch Fingerdruck oder bestimmte Bewegungen erfolgen. Nur mit Ihrer Geschichte und der dazu passenden Untersuchung lässt sich dann das Bild »schwarz auf weiß« im Röntgen abrunden und beweisen. Am Knie sind hier dann die oben beschriebenen belasteten Aufnahmen (unter Gewichtsbelastung im Stehen oder in Spannvorrichtungen) bedeutsam, denn nur sie kommen der Realität nahe. Im Zweifel kann zusätzlich eine Kernspintomografie (MRT) oder eine Computertomografie (CT) gemacht werden. **Aber: Die Bildgebung (Röntgen, ggfs. MRT, CT) ersetzt niemals die Befragung und Untersuchung, sondern rundet sie ab – wenn auch entscheidend.** Zu meinem Verständnis gehört hier auch, dass diese Bilder gezeigt und erläutert werden und der Patient das Wesentliche versteht. Im wahrsten Sinne des Wortes möchte ich meine Patienten die künstlichen Gelenke selbst »begreifen« lassen und gebe ihnen die möglichen Implantate in die Hand. Natürlich nur, wenn sie das wollen. Hierzu gibt es eine Vielzahl von Modellen, verkleinert, aus Plastik und im Original.

Zu guter Letzt ist, neben Ihrem Vertrauen, die Erfahrung des Operateurs von enormer Bedeutung. Wissen Sie, wer Sie operiert? Scheuen Sie nicht die Frage, ob die vorgesehene Operation vom Operateur schon viele Male durchgeführt wurde. Am besten ist es, wenn der Operateur die Frage, ob er den Eingriff mehrfach wöchentlich durchführt, mit Ja beantwortet. Es zählt hier der einzelne

Arzt, nicht die Gesamtzahl der in der Klinik durchgeführten Eingriffe. Je größer die fachspezifische Erfahrung der operierenden Ärzte und des gesamten Operationsteams ist, umso kleiner sind die Risiken für die Patienten. Denn nur dort, wo man aus täglicher Praxis die möglichen »Gefahrenstellen« kennt, kann man diese auch professionell umfahren oder notfalls souverän darauf reagieren.

Spezialisierte Kliniken haben verschiedene Implantate und Systeme vorrätig. Dort arbeiten Operateure, die diese beherrschen und bei Bedarf auf sie zurückgreifen können.

Einigen Patienten sind das Essen und die Zimmerausstattung in der Klinik sehr wichtig. Der Anspruch der Patienten steigt; mit ihm aber auch der Standard der Krankenhäuser. Man darf hierbei nicht vergessen, dass man wegen der ärztlichen Leistung ins Krankenhaus geht. Die fachliche Kompetenz und der vertrauensvolle und menschliche Umgang des Personals sollten die entscheidenden Kriterien sein. Im Idealfall stimmt natürlich alles.

Kurze Checkliste

Wahl der Klinik und des Arztes:

- Wurde mir zugehört?
- Wurde ich untersucht bzw. angefasst?
- Wurden Röntgenbilder angefertigt und/oder sie mir einleuchtend erklärt?
- Wurden mir Alternativen dargelegt und wurden realistische Aussagen zur Operation und den Erfolgsaussichten getätigt?
- Konnte ich alle meine Fragen stellen?
- Sind der Arzt und die Klinik spezialisiert und erfahren?
- Habe ich ein gutes Gefühl und Vertrauen?

Vergütung

Die Implantation eines künstlichen Gelenks ist zum aktuellen Zeitpunkt eine Regelleistung aller Krankenkassen, unabhängig davon, ob es sich um eine gesetzliche oder eine private Krankenkasse handelt. Hierbei werden von den Krankenkassen die Kosten für alle Leistungen übernommen, also für den Aufenthalt im Krankenhaus wie auch die Anschlussheilbehandlung in einer Rehabilitationseinrichtung. Zuzahlungen zu speziellen Leistungen (wie Roboter oder Navigation) oder Prothesen (z. B. Individualprothesen) sind aktuell noch eine absolute Ausnahme. Durch die weitere Abwärtsentwicklung der Vergütungssituation in den nächsten Jahren könnten sie aber bald häufiger der Fall sein. Gesetzlich versicherte Patienten müssen lediglich den üblichen Eigenanteil pro Tag für Krankenhausleistungen zahlen, der auch in den Rehabilitationskliniken berechnet wird.

Gibt es eine Vorbereitung beim Hausarzt?

Da es sich bei der Implantation eines künstlichen Gelenks um eine große Operation handelt, sind einige Untersuchungen vor der Operation zwingend erforderlich. Einige können vor der Operation von Ihrem Hausarzt vorgenommen werden, die schriftlichen Befunde können dann in die Klinik mitgebracht werden. Sollten welche fehlen, werden sie in der Klinik bei der Aufnahme durchgeführt. Man wird Sie informieren und Ihnen zumeist eine Checkliste dazu mitgeben, was Sie mitbringen müssen. Fragen Sie jedoch auch hier (wie sonst auch generell) lieber aktiv nach. In seltenen Fällen, z. B. bei Herzerkrankungen, sind weitere Untersuchungen erforderlich. Auch wenn es Ihnen vielleicht lästig sein mag, alle Ergebnisse dienen dazu, die Operationsrisiken zu minimieren und ein für Sie optimales Operationsergebnis zu erzielen. In Ihrer Hausarztpraxis wird man Ihnen Blut abnehmen, da für die Operationsvorbereitung die Untersuchung einer Vielzahl von Blutwerten zwingend erforderlich ist. Hierzu zählen klassischerweise das Blutbild (mit den weißen Blutkörperchen und dem roten Blutfarbstoff, weil dieser ein Maß für die Sauerstoffaufnahmefähigkeit des Blutes ist), Ihre Blutgerinnungswerte, die Elektrolytzusammensetzung sowie die Leber- und Nierenwerte. Besonders wichtig ist neben der Anzahl der weißen Blutkörperchen die Bestimmung der Blutsenkung und des sog. CRP, weil diese drei Werte anzeigen, ob im Körper eine Entzündung vorliegt. Alle Werte liegen beim Gesunden in einem Normbereich. Bei Werten außerhalb des jeweiligen Normbereichs, insbesondere bei erhöhten Werten der drei Entzündungsparameter, muss die Operation meist verschoben und der Ursache auf den Grund gegangen werden. Da durch die Narkose und die Operation Ihr Herz-Kreislauf-System belastet wird, muss ein EKG geschrieben werden. Abhängig vom Alter und von Erkrankungen muss zudem eine Röntgenaufnahme Ihrer Lunge angefertigt werden.

Darüber hinaus sollten Ihre internistischen Erkrankungen vor einer Gelenkersatzoperation gut eingestellt sein, andernfalls ist die Operation zu verschieben. Hierzu gehören auch die gängigen Volkskrankheiten wie Bluthochdruck und Diabetes mellitus bzw. die Zuckerkrankheit. Diese bedingen deutlich erhöhte Risiken wie Blutungen, Wundheilungsstörungen und Infektionen. Manche Patienten haben eine dauerhafte medikamentöse Blutverdünnung. Diese muss während der Operation und einige Tage danach angepasst und umgestellt werden können, damit es nicht zu stark blutet. In diesem Fall müssen Sie vorab Ihren Hausarzt oder Kardiologen befragen.

Wie sieht die Vorbereitung in der Klinik aus?

Das Einsetzen eines künstlichen Kniegelenks ist, wie schon erwähnt, eine planbare Operation. Daher werden vorab viele Aspekte genau untersucht und geklärt. Das eine oder andere wird doppelt gefragt und untersucht. Dies hat seine Berechtigung und entspricht den arbeitsorganisatorischen Abläufen und Zuständigkeiten in einem Krankenhaus sowie Ihrer Sicherheit. Vieles wird bereits direkt am Tag der Entscheidung für eine Operation geregelt werden. In den meisten Kliniken erfolgt die Aufnahme ins Krankenhaus am Tag vor der Operation, an dem zusätzliche, fehlende oder erneute Untersuchungen und Erläuterungen stattfinden. Zunehmend werden Extratermine bereits wenige Tage vor der Operation und der eigentlichen Aufnahme angeboten, um auf die Abläufe und Anforderungen vorbereitet zu werden. Diese Vorbereitungen im Vorfeld sind wichtiger Bestandteil moderner Konzepte: im Sinne des Prinzips »better-in-better-out«, dass also gut vorbereitete Patienten schon besser in die und dann auch besser wieder aus der Klinik kommen. Die Vorbereitungen ermöglichen dadurch die Anwendung des sog. Fast Track, da die Patienten durch diese und weitere

Vorbereitungen schneller auf die Beine kommen sollen und auch kürzer im Krankenhaus verbleiben müssen.

Zu den wichtigen bürokratischen Vorbereitungen, zu denen diverse Bestätigungen per Unterschriften gehören, zählen:

- die Aufnahme in der Verwaltung mit Festlegung des Operationstermins, Klärung der Kassenleistungen (z.B. Wahl des Arztes und Art der Unterbringung)
- die ärztliche operative Aufklärung, wie die Operation durchgeführt wird und was passieren kann
- die ärztliche anästhesiologische Aufklärung, welche Narkose für Sie zum Einsatz kommen soll, was passieren kann inklusive der möglichen Wirkung auf Ihr Herz-Kreislauf-System
- die pflegerische Aufnahme seitens des Stationspersonals, die Pflegeaufwand, Essenswünsche oder Unverträglichkeiten, Hausmedikation etc. beleuchtet, und
- der Kontakt zur Sozialabteilung, die die Zeit nach der Klinik organisiert, mit Planung der Anschlussheilbehandlung, Haushaltshilfe oder Ähnlichem. Sie werden bzw. sollten zudem eine Checkliste mitbekommen. Auf dieser sollte stehen, was Sie wie zu Hause oder mit Ihrem Hausarzt vorbereiten und wann Sie wo erscheinen sollen.

Operateur und Anästhesist sind dazu verpflichtet, Sie sowohl über alle häufig auftretenden Begleiterscheinungen nach der Operation zu informieren als auch Risiken und seltene Komplikationen und Nebenwirkungen mit Ihnen zu besprechen. Die Gespräche sollten (außer bei Notfällen) immer spätestens einen Tag vor der Operation geführt werden. Sie müssen dies per Unterschrift bestätigen und sollten genügend Zeit haben, den ganzen »Beipackzettel« über Informationen und Komplikationen und Nebenwirkungen zu »verdauen«. Für diese Aufklärungsgespräche werden zumeist schriftliche Informationsmaterialien ausgegeben. So können Sie sich schon vorab und allein mit den Fakten rund um Ihre Operation befassen und Unklarheiten bereits im Vorfeld des Gesprächs beseitigen oder konkrete Fragen stellen. Haben Sie keine Scheu, in den Aufklärungsgesprächen so viel zu fragen, bis Sie sich wirklich ausreichend informiert fühlen über das, was Sie erwartet. Eine gute Aufklärung des Patienten ist nicht nur die Pflicht eines jeden Arztes, sondern schafft Vertrauen und Klarheit. Nur wenn Sie selbst wichtige Aspekte Ihrer Operation, deren Risiken und der erforderlichen Nachbehandlung kennen, werden Sie auch verständig und aktiv an Ihrer Behandlung mitwirken. Das trägt wesentlich zum Erfolg bei. Wenn nicht explizit danach gefragt wurde oder untersucht worden ist, erwähnen Sie von sich aus mögliche Hautverletzungen, Pilzbefall der Haut oder offene Stellen speziell an den Beinen. Solche offenen Stellen können Eintrittspforten für Bakterien in den Körper sein und damit schwerwiegende Infekte nach Operationen bedingen. Aus gleichem Grund wird man Sie auch danach fragen, ob Sie z. B. eine akute Zahninfektion (Zahnschmerzen, Zahnfleischbluten) oder eine Blasenentzündung (Brennen beim Wasserlassen) haben. Auch Allergien und Unverträglichkeiten werden abgefragt. Sie müssen sie aktiv angeben, da auch diese sich negativ auf das Operationsergebnis auswirken können.

Weil der Operateur schon vor der Operation die notwendige Größe der Prothese ermitteln und deren Platzierung planen muss, müssen in der Klinik vor der Operation auf jeden Fall aktuelle Röntgenaufnahmen vorliegen oder noch einmal angefertigt werden.

Insgesamt sollten Sie das gesamte Behandlungsteam unter der Leitung der Orthopäden kennenlernen. Dieser persönliche Kontakt vorab ist in meinen Augen sehr wichtig, denn eine Behandlung ist immer eine Frage des Vertrauens. So wie das Behandlungsteam wissen muss und wissen will, mit welchem Patienten es zu tun hat, so sollen auch Sie vorher erfahren, wer Sie operiert und wer Sie anschließend behandelt. Nur keine Zurückhaltung, stellen Sie Ihre Fragen!

Gibt es eine grobe Zeitplanung?

In der Regel gibt es an den spezialisierten Kliniken Wartelisten für einen OP-Termin. Die Wartezeit kann je nach Klinik zwischen zwei bis drei Wochen und zwei bis sechs Monaten variieren. Patienten, die sehr schlimme Schmerzen haben, werden in der Regel auch kurzfristige OP-Termine ermöglicht. Da gelegentlich bereits vereinbarte Termine wieder abgesagt werden (müssen), ergibt sich auch dadurch manchmal die Möglichkeit einer zeitnahen Operation.

Noch vor einigen Jahren war es normal, dass Patienten nach der Implantation eines künstlichen Gelenks ganze drei Wochen in der Klinik blieben. Moderne Therapieverfahren und die Bemühungen des Gesetzgebers und der Krankenkassen um Kosteneinsparung im Gesundheitswesen haben in den letzten Jahren zu deutlichen Reduktionen geführt. Die für notwendig erachtete Verweildauer liegt inzwischen bei deutlich unter zwei Wochen. Nicht immer zur Freude und im Sinn der behandelnden Ärzte und auch nicht unbedingt zum Wohl der Patienten ist heute ein stationärer Aufenthalt von drei bis elf Tagen die Regel. Auch Entwicklungen zu noch kürzeren Aufenthalten und sogar zu ambulanten Operationen, also mit keiner einzigen Nacht im Krankenhaus, zeichnen sich immer mehr ab. Dies hängt insbesondere von den Klinikabläufen, den Therapieverfahren, der Prothesenart sowie dem Patienten selbst (Alter, Begleiterkrankungen, Versorgung zu Hause) ab und muss mit dem Patienten abgesprochen werden. Auch der finanzielle Druck der Krankenhäuser führt leider immer mehr zur raschen Entlassung. Es dürfen aber letztlich nie das Wohl des Patienten und damit die individuelle Vorgehensweise gefährdet werden.

Nach dem stationären Aufenthalt zur Operation im Krankenhaus sollte eine zeitnahe und möglichst lückenlose physiotherapeutische Behandlung stattfinden. Hierzu müssen Sie sich rechtzeitig – und das heißt, sobald Sie einen festen Termin für die Operation vereinbart haben – mit Rehakliniken und Physiotherapiepraxen in Verbindung setzen. Auch Reha-Einrichtungen führen Terminkalender und haben Wartelisten. In aller Regel wird die Anschlussheilbehandlung aber über den Sozialdienst der Klinik geplant, sodass Sie dann lediglich den Eingang der Bestätigungsschreiben überprüfen müssen. Diese Anschlussheilbehandlung kann ambulant sein (Sie übernachten zu Hause, tägliche Therapie in aller Regel mit Hol- und Bringdienst) oder stationär (Sie übernachten in der Reha-Einrichtung) erfolgen. Sie dauert zwischen drei und vier Wochen. Bei einem zeitlichen Versatz zwischen Krankenhausaufenthalt und Anschlussheilbehandlung oder sogar ganz ohne Reha müssen Sie ebenfalls frühzeitig Termine mit einer für Sie gut erreichbaren Physiotherapiepraxis vereinbaren. Hier kann Ihnen die Klinik normalerweise nicht helfen.

Da die ersten ein bis zwei Wochen fast immer durch Schwellung und die zwangsläufige akute Entzündungsphase gekennzeichnet sind und damit durch die meisten Einschränkungen, ist, bei wem möglich, meine persönliche Empfehlung ein gestuftes Vorgehen: eine Entlassung vom Krankenhaus nach Hause mit Physiotherapie und dann eine Anschlussheilbehandlung frühestens ab der dritten Woche.

Was geschieht am Tag der Aufnahme?

Die Aufnahme, quasi das Einchecken in die Klinik, erfolgt zumeist weiterhin einen Tag vor der eigentlichen Operation, um hier noch fehlende Untersuchungen (Blutabnahme zur Feststellung fehlender Werte, Röntgenuntersuchungen, EKG etc.) durchführen zu können. Sie lernen die Station kennen, bekommen im Idealfall eine Gangschulung mit einer Anleitung zum Gehen an Unterarmgehstützen durch die Physiotherapie, der Stationsarzt und Operateur stellen sich vor, die Operationsseite wird mit einem Stift markiert, und Sie bekommen ein Identifikationsband mit Ihrem Namen und

Geburtsdatum an die Hand. Wundern Sie sich nicht, wenn Sie an diesem Tag mehrfach nach Ihrem Namen sowie der Seite und Art der Operation gefragt werden, dies dient nur der Sicherheit und ist ein gutes Zeichen. Sie verbringen dann den restlichen Tag und auch die Nacht vor der Operation im Krankenhauszimmer und können sich eingewöhnen. Sie werden mit Essen versorgt, sollten aber ab spätestens Mitternacht nichts mehr essen. Auch wird, wenn nicht schon zu Hause geschehen, eine Enthaarung bzw. Rasur des Beins oder zumindest des OP-Bereichs vorgenommen, und Sie werden mit speziellen desinfizierenden Duschgelen versorgt.

Immer häufiger, und vermutlich weiter zunehmend, erfolgt die Aufnahme ins Krankenhaus erst am Morgen des Operationstags selbst. Entsprechend müssen dann die meisten der genannten Aktivitäten, Aufklärungen und Anleitungen im Vorfeld bei einem (Extra-)Termin in der Klinik durchgeführt werden. In diesen Fällen ist eine Checkliste besonders wichtig, damit gewährleistet wird, dass tatsächlich alle Befunde und Anforderungen im Vorfeld vorliegen und Sie gut vorbereitet sind. Auch in diesem Fall sollten Sie ab Mitternacht nichts mehr essen und nüchtern in die Klinik kommen. Bei der Direktaufnahme sollten sich vor der Operation ebenfalls immer der Stationsarzt und der Operateur vorstellen, und es sollten die Operationsseite markiert und ein Identifikationsband mit Ihrem Namen und Geburtsdatum an der Hand befestigt werden.

Fragen Sie nach, bis wann Sie am Operationstag Wasser trinken dürfen. Dies ist abhängig vom vorgesehenen Zeitpunkt Ihrer Operation an diesem Tag. Essen dürfen Sie am Tag der Operation aber nichts. Ihre normale Morgenmedikation dürfen und sollten Sie mit wenigen Ausnahmen mit etwas Wasser noch zu sich nehmen. Zumeist bekommen Sie zur Vorbereitung auch eine Beruhigungstablette und bereits Schmerztabletten.

In der Regel werden Sie mit Ihrem Bett von einer Schwester bzw. einem Pfleger oder einem Hol- und Bringdienst in den OP-Bereich gefahren und dort über spezielle Rollbretter in der sog. OP-Schleuse im Liegen vom Bett auf den Operationstisch verbracht. Dort werden Sie von dem Anästhesieteam empfangen und erneut zu Namen und Seite sowie Art der Operation befragt. Auf diesem Operationstisch werden Sie dann von den Anästhesiepflegern in den eigentlichen Vorbereitungsraum oder den Operationsraum selbst gefahren.

NEUES GELENK: OPERATION – WAS KOMMT AUF MICH ZU?

3

Wie kann man eine solch große Operation schmerzfrei überstehen?

Keine Gelenkersatzoperation wird ohne eine Narkose durchgeführt. Welche Art der Narkose eingesetzt wird, ist von verschiedenen Faktoren abhängig. Durch den Narkosearzt der Anästhesie-Abteilung der Klinik werden Sie ausführlich informiert und beraten, welche Narkose für Sie und Ihre Operation optimal ist. Die Bandbreite ist dabei groß. Noch vor einigen Jahren galt ausschließlich die Vollnarkose als Standard für Gelenkersatzoperationen. Dabei werden die Patienten zunächst durch ein Medikament in eine Bewusstlosigkeit versetzt und dann über einen Schlauch, der über den Mund in die Luftröhre gelegt wird (sog. Intubation), beatmet. Durch die Narkosemittel spürt der Patient während der Operation nichts. Nach Abklingen der reinen Vollnarkose kommt es aber sofort zum Auftreten der Schmerzen – die nach jeder Operation auftreten. Diese müssen durch Schmerzmittel unterdrückt werden. Auch Übelkeit und Unwohlsein nach der Operation sind nicht selten. Aus diesem Grund werden heutzutage stattdessen Teilnarkosen (sog. Regionalanästhesie) und zunehmend Kombinationen von Verfahren verwendet. Bei einer Teilnarkose wird nur noch der Teil des Körpers betäubt, der operiert wird. Es gibt verschiedene Arten der Teilnarkose: Bei der sog. Spinalanästhesie (im Volksmund Rückenmarksnarkose oder Rückenspritze genannt) wird am sitzenden Patienten ein Schmerzmittel an das Rückenmark gespritzt. Es bewirkt, dass ein Bein oder beide Beine bis hin zum Bauchnabel schmerzfrei und bewegungsunfähig sind. Die Wirkung dieser Narkoseart hält je nach Medikament zwischen vier und acht Stunden an. Bei den sog. Nervenblöcken wird das Narkosemittel an Nerven gespritzt. Es gibt Nerven, die das Bein mit Kraft und Gefühl versorgen, und Nerven, die nur das Gefühl versorgen. Wenn Nerven blockiert werden, die Gefühl und Kraft (also die Kontrolle über Bewegung und Standfähigkeit des Beins) versorgen, resultiert während der Wirkung dieser Blockade bzw. Teilnarkose eine Sturzgefahr. Diese Gefahr besteht bei der Betäubung der rein gefühlsversorgenden Nerven nicht. Die Nerven werden dabei über Ultraschall vor der Operation aufgesucht und wie beim Zahnarzt mit Schmerzmitteln umspritzt. Zusätzlich kann auch ein kleiner Schlauch für wenige Tage eingelegt werden, über den dann nach der Operation weitere Schmerzmittel verabreicht werden können. Da vielen Patienten diese Schmerzfreiheit durch Teilnarkosen bei vollem Bewusstsein nicht geheuer ist, kann und wird meist zusätzlich ein leichtes Schlafmittel verabreicht, sodass die Patienten von der Operation nichts mitbekommen.

Nach Abklingen dieser Teil- wie Vollnarkosen treten die während der Wirkdauer der Anästhesie betäubten Schmerzen nahezu zwangsläufig zutage. Dies verhält sich wie der Schmerz nach jeder Schnitt- oder sonstigen Verletzung: Der Schmerz überdauert das eigentliche Ereignis beim Weitem. Dem sog. perioperativen Management, der Therapie um die gesamte Operation herum, vorher, währenddessen und nachher, wurde durch ein besseres und engeres Zusammenarbeiten von Operateur und Narkoseärzten bzw. Schmerztherapeuten in den letzten Jahren viel mehr Aufmerksamkeit geschenkt. So soll der Schmerz nicht nur während, sondern auch nach der Operation durch Kombinationen von schmerzhemmenden Mitteln und Verfahren weiter angegangen werden. Als nahezu bahnbrechende Ergänzung der letzten Jahre hat sich hier die sog. LIA (lokale Infiltrations-Analgesie, von griechisch »analgos« = Schmerzlosigkeit) durchgesetzt. Während der Operation werden zusätzlich zu Voll- und Teilnarkose lokal Schmerzmittel oder Schmerzmittelgemische um das Gelenk herum gespritzt. Sie hindern den Schmerz in seiner Entstehung und nehmen ihn vor Ort. Dies stellt das an sich so Naheliegende, aber Bahnbrechende dar: Bei einer reinen Vollnarkose oder Teilnarkose entsteht der Schmerz weiterhin vor Ort und muss daher auch nachfolgend angegangen werden. Der Schmerz entsteht und wird bei einer Teilnarkose nicht weitergeleitet (Nervenblockade oder Rückenmarksanästhesie), bei einer Vollnarkose nicht wahrgenommen, dies aber eben nur während der Wirkdauer der jeweiligen Narkose. Durch die (zusätzliche) Wirkung der LIA vor Ort konnten die Schmerzen nach der Operation drastisch gesenkt werden.

Dennoch erhält jeder Patient heutzutage schon vor und natürlich nach der Operation regelmäßig Schmerzmittel, individuell angepasst an das jeweilige Körpergewicht, die jeweilige Operation und vor allem an das individuelle Schmerzempfinden. Hervorzuheben ist hierbei erneut, dass dieses Schmerzempfinden generell sehr individuell ist. Meistens können die Medikamente schon nach wenigen Tagen in Menge bzw. Anzahl sowie Dosis und dann weiter über die nächsten Wochen reduziert werden. Eine Medikamentenabhängigkeit ist nach einer solch kurzer Zeit nicht zu befürchten. Aber: Wer vorher schon einen sehr hohen Schmerzmittelverbrauch hatte, wird häufig auch nachher höhere Dosen benötigen. Es existiert quasi ein Fluch und Segen bei starken Schmerzmittel, insbesondere was Opiate (Morphin-Abkömmlinge) betrifft. Sie nehmen zwar Schmerzen, senken aber auch die Schmerzschwelle bzw. erhöhen dann den weiteren Bedarf durch Gewöhnung.

Die ersten ein bis zwei Wochen sind durch Schwellung, die zwangsläufige akute Entzündungsphase einer Operation und am meisten von Einschränkungen gekennzeichnet. Eine Schwellneigung und abnehmende Schmerzen bestehen jedoch zumeist über acht bis zwölf Wochen und können sogar bis ein Jahr nach stärkeren Belastungen auftreten.

Wie bereits weiter oben beschrieben, sind daher von besonderer Bedeutung die Akzeptanz einer länger dauernden Situation sowie die Eigeninitiative und Aktivität vor und nach der Operation. Wer vorher fit war, kommt auch schneller nachher wieder auf die Beine. Es etabliert sich daher immer mehr das Motto »fit in – fit out«. Wer aktiv an sich und dem Gelenk arbeitet, wird bessere und schnellere Erfolge erreichen.

Wie verläuft die Operation?

Bei einem standardisierten Operationsverfahren wie dem Einsatz eines künstlichen Gelenks sind Art und Abfolge der meisten Arbeitsschritte ähnlich oder gar identisch. Zu Unterschieden und teils deutlichen Erschwerungen kommt es durch starke Fehlstellungen oder Voroperationen, insbesondere nach Unfällen oder bei Wechseloperationen. Die Unterschiede zwischen den jeweils verwendeten (natürlich im konkreten Fall auch vergleichbaren) Prothesentypen und Prothesenfirmen sind hingegen eher klein. Nichtsdestotrotz müssen diese Feinheiten dem Operateur und seinem Team komplett vertraut sein. Vergleichbar ist dies mit einem Rennfahrer auf der Rennstrecke. Auch wenn dieser vermutlich prinzipiell jedes Auto jeder Marke fahren könnte, so darf er gar nicht erst überlegen müssen, wo jetzt der Scheibenwischer gedrückt oder gedreht werden muss.

Am Kniegelenk

Die Patienten werden auf dem Rücken liegend auf dem OP-Tisch gelagert. Da während der Operation kein Lagerungswechsel möglich ist, muss dies möglichst bequem sein, druckgefährdete Stellen werden abgepolstert. Zusätzlich werden Stützen angebracht, um das Knie in bestimmten Beugestellungen während der Operation stabil positionieren zu können. Hat man früher am Oberschenkel mithilfe einer Blutdruckmanschette immer eine Blutsperre angelegt, um das Operationsfeld während der Operation von Blutungen freizuhalten, so macht man dies heutzutage nur noch selten.

- Das Bein wird ab etwa Mitte Oberschenkel mit Desinfektionsmittel abgewaschen und dann mit sterilen (Klebe-)Tüchern so abgedeckt, dass nur noch das Operationsfeld frei bleibt.
- Mit einem je nach Prothesentyp etwa 12 bis 18 Zentimeter langen Schnitt (der bei Teilgelenken kürzer ist als bei Vollprothesen) wird die Haut über dem Kniegelenk eröffnet. Dann wird das Unterhautfettgewebe durchtrennt, auftretende Blutungen werden gestillt.
- Die nun sichtbare Gelenkkapsel wird unter Blutstillung eröffnet.
- Danach kann die Kniescheibe beiseitegeschoben oder -geklappt werden. Sie kann dann von störenden knöchernen Anbauten befreit oder bei Vollprothesen ggfs. zurechtgesägt und mit Bohrungen von Verankerungslöchern versehen werden für einen Polyethylen-Ersatz passender Größe.
- Bei Teilgelenken bleiben **alle** Bänder intakt, bei Vollprothesen wird nun je nach Prothesentyp und vorliegender Veränderung mindestens eines der Kreuzbänder durchtrennt oder es werden beide durchtrennt.

- Es folgen die Knochenschnitte an Ober- und Unterschenkel. Hier gibt es je nach Prothesentyp verschiedene Abfolgen, mit welchen Knochenschnitten man beginnt und wann diese an die vorliegende individuelle Bandspannung der Seitenbänder angepasst werden. Die Schnitte können durch spezielle Aufspannvorrichtungen anhand dieser Bandspannung fein adaptiert werden. Das Grundprinzip bleibt aber gleich.
- Am Oberschenkelknochen werden nun anatomisch wichtige Orientierungspunkte bestimmt. Mit einer Schablone wird die passende Prothesengröße für das jeweilige Kniegelenk noch einmal bestimmt und mit der Vorabplanung an den Röntgenbildern verglichen.
- Die entsprechenden Instrumentarien und Schnittblöcke entsprechender Größe werden am Knochen befestigt, um mehrere Sägeschnitte in gewünschter Dicke und Orientierung auszuführen. Dabei müssen wiederholt die Lage der Schablone und nach jedem Schnitt das optimale Ergebnis überprüft werden.
- Auch am Unterschenkel werden anatomisch wichtige Orientierungspunkte bestimmt, und es wird ein Schnittblock am Knochen in gewünschter Orientierung angesetzt, genau überprüft und fixiert. Auch hier werden die Schnittdicke und Orientierung des entfernten Knochens überprüft. Die optimale Größe des Implantats am Unterschenkelknochen wird durch direkte Auflage der Größenschablonen bestimmt.
- Die Reste der Menisken werden entfernt sowie überschüssige Knochenanteile, vor allem im Bereich der Kniekehle.
- Nun wird eine Probierprothese eingesetzt und die optimale Passform überprüft. Zugleich wird die gewünschte und ausreichende Stabilität des Kniegelenks bzw. der erhaltenen Bänder in Streckung und Beugung überprüft. Entsprechende Feinjustierungen hinsichtlich Größe und Stabilität können nun erfolgen.
- Wenn sie passt, wird die Probierprothese wieder entfernt.

- Zementfreie Prothesen können nach kurzer Spülung von Sägeresten direkt eingeschlagen werden. Bei zementierten Prothesen wird das Knochenlager ausgiebig gespült, um optimale Voraussetzungen dafür zu schaffen, dass sich der Knochenzement möglichst gut mit dem Knochen verbindet. Der Knochenzement wird auf die Knochenflächen und die Originalprothese aufgebracht, die Prothesenteile werden aufgeschlagen. Überschüssiger Zement wird gründlich entfernt, er härtet in Ruhestellung innerhalb von etwa 15 Minuten aus.
- Das Inlay wird nun noch zwischen die Prothesenanteile von Oberschenkel und Unterschenkel klemmfixiert. Die mit der Probierprothese erreichte Bewegungsfähigkeit und Stabilität werden erneut abschließend überprüft.
- Die Einlage von Drainagen wurde zwischenzeitlich weitgehend verlassen, die Infiltrationen der LIA (lokale Schmerzmittel, siehe oben) um und in das Kniegelenk gehören hingegen mittlerweile fast zum Standard.
- Nun werden alle zuvor eröffneten Gewebeschichten wieder verschlossen, Gelenkkapsel, Unterhautfettgewebe und der Hautschnitt selbst durch Nähte bzw. Klammern.
- Ein steriler Wundverband wird angelegt.
- Noch im Operationssaal werden Röntgenbilder des Knies mit der eingesetzten Prothese angefertigt. Dann wird der Patient in den Aufwachraum gebracht.

Abhängig von der Erfahrung des Operateurs und seines Teams, der Prothesenart (das Einsetzen von Teilgelenken dauert meist deutlich kürzer), der eventuellen Fettleibigkeit des Patienten und dem Grad der Arthrose beträgt die reine Operationszeit durchschnittlich zwischen 40 und 75 Minuten. Bei schweren Arthrosen und nach größeren Voroperationen wie auch bei Wechseloperationen kann die Operation aber auch deutlich länger dauern. Hinzu kommen die Vorbereitungen für die Narkose, die in der Regel etwa 30 Minuten dauern, sowie die Nachbereitung der Operation mit Aufwachphase, Verband, Röntgen und Verlegung des Patienten in den Aufwachraum mit auch circa 30 Minuten. Somit summiert sich die Gesamtzeit für eine Operation insgesamt auf 100 Minuten und mehr.

Wie bereits oben unter »Über den Tellerrand hinaus« beschrieben, gibt es zusätzliche moderne Kontrollverfahren, um die Genauigkeit der Sägeschnitte und Platzierung sowie Bandspannung weiter optimieren zu können. Auch wenn mit **und** ohne solche zusätzliche Verfahren die Erfahrung das Allerwichtigste bleibt, so kann selbst der erfahrenste Operateur ein bis zwei Millimeter oder ein bis zwei Grad mit bloßem Auge schwer erkennen. Zu diesen zählen die sog. Navigation bzw. navigationsassistierten Verfahren (etwa seit dem Jahr 2000 etabliert) und die Robotik bzw. roboterassistierten Verfahren (seit etwa 2015). Die wenigsten Menschen würden sich jedoch (noch?) nicht von einem Computer operieren lassen wollen. Bei beiden Verfahren legt der Operateur weiter selbst Hand an, die Navigation oder der Roboter helfen lediglich dabei. Zumeist wird hier eine zusätzliche Computertomografie (CT) benötigt. Vor der Operation werden auf dieser Basis dann die individuelle Knochensituation des Patienten bestimmt und die Prothese durch den Operateur möglichst ideal platziert (Plan). Die Übertragung dieses Plans in die Realität gelingt über teils am Knochen zusätzlich befestigte Fixpunkte, die sich keinesfalls verändern dürfen. Die Knochenoberfläche wird mit derjenigen aus dem Plan über die Fixpunkte und wichtige anatomische Punkte und Flächen abgeglichen. So entstehen die Koordinaten für den Roboter. Die nötigen Sägeschnitte am Knochen werden dann alle entweder unter Führung des Roboters oder unter Kontrolle des Navigationsgeräts ausgeführt und können ggf. korrigiert werden. Erneut zu betonen ist, dass auch diese sehr stark beworbenen Verfahren ebenfalls große Erfahrung seitens der Anwender voraussetzen und eine aufwendige und gute Planung ausschlaggebend ist. Etwas flapsig formuliert: Wenn vorne nichts Brauchbares reinkommt, also in den Computer eingegeben wird, kann hinten auch nichts Brauchbares herauskommen.

Ein weitere, ebenfalls oben unter »Über den Tellerrand hinaus« kurz erwähnte moderne Weiterentwicklung sind die Individualprothesen. Sie sind das naheliegende Resultat aus dem Versuch, die Prothesen immer weiter an die individuelle komplexe Anatomie anzupassen. Anstatt immer mehr (Zwischen-)Größen zur bestmöglichen Anpassung während der Operation bereithalten zu müssen, kann man die künstlichen Kniegelenke seit dem Jahr 2006 (das komplette Spektrum seit 2011) komplett individuell anpassen. Das erscheint vor allem bei sehr großen und sehr kleinen Kniegelenken und Knochen sowie sehr asymmetrischen Formen von Bedeutung, um keine Kompromisse in der Passform eingehen zu müssen. Etwas vereinfacht dargestellt, ist dies vergleichbar mit einem Maßanzug und einem Anzug von der Stange. Meine Expertise hinsichtlich dieser Individualprothesen ist sehr groß. Die gewünschte exakte Genauigkeit des Einbaus gelingt durch individuell vorgefertigte Sägeschablonen. Für diese Genauigkeit der Passform benötigt man wie bei den anderen Verfahren exakte Daten, die wiederum aus einer Computertomografie (CT) gewonnen werden. Da keine zusätzlichen Computer (Navigation oder Robotik) verwendet werden, fehlt die exakte Überprüfung der Schnitte, dafür ist die Operationszeit entgegen dieser anderen Verfahren aber nicht verlängert.

Am Hüftgelenk

Es gibt verschiedene operative Zugänge zum Hüftgelenk. Früher wurden nahezu alle Schnitte großzügig an der Seite gemacht, und es wurde ebenfalls großzügig durch die Muskulatur operiert; ein großer Zugang bedeutet eine große Übersicht. Mittlerweile haben sich die sog. minimalinvasiven und damit muskelschonenden Zugänge durchgesetzt, die durch anatomisch vorgegebene Muskellücken gehen. Durch die Schonung der Muskeln kommen die Patienten wieder schneller auf die Beine. Aufgrund der durch die ebenfalls deutlich kleineren Hautschnitte bedingten schlechteren Übersicht bedarf es entsprechend größerer Erfahrung. Je nach Zugang werden die Patienten entweder auf der Seite oder auf dem Rücken liegend gelagert. Da wie auch am Knie während der Operation kein Lagerungswechsel möglich ist, muss dies möglichst bequem sein, druckgefährdete Stellen werden besonders abgepolstert. Zusätzlich werden, vor allem bei der Lagerung auf der Seite, Stützen angebracht, um den Körper stabil positioniert zu halten.

- Das Bein wird komplett bis etwa zum Bauchnabel mit Desinfektionsmittel abgewaschen (bei manchen Zugängen auch beide Beine) und dann mit sterilen (Klebe-)Tüchern so abgedeckt, dass nur noch das Operationsfeld frei bleibt.
- Mit einem je nach Prothesentyp etwa 12 bis 15 Zentimeter langen Schnitt wird die Haut über dem Hüftgelenk (vorne, seitlich oder hinten) eröffnet, dann wird das Unterhautfettgewebe durchtrennt, und es werden auftretende Blutungen gestillt.
- Der sog. Traktus, eine straffe Muskel-Sehnen-Platte, wird durchtrennt, danach gelangt man auf die Gelenkkapsel.
- Die Gelenkkapsel wird eröffnet und meist entfernt (ein straffer Ersatz bildet sich wieder).

- Die entzündlich veränderte Schleimhaut in der Gelenkkapsel wird entfernt.
- Am Oberschenkelknochen wird der Schenkelhals mit einer Säge über einen Schnitt oder zwei Schnitte durchtrennt, der schadhafte Kopf wird entfernt.
- Weiteres Kapselgewebe, die Gelenklippe sowie störende knöcherne Anbauten werden entfernt, damit man optimale Sicht auf die Gelenkpfanne hat.
- Dort wird nun nach und nach, mit Fräsen aufsteigender Größe und in Form der späteren Prothesenpfanne, das Pfannenlager ausgefräst. Der krankhafte Knochen wird entfernt, i. d. R. wenige Millimeter.
- Bei gutem Sitz und angefrischtem Knochenlager (eventuell über eine zusätzliche Probierpfanne und unter Röntgenkontrolle) wird dann die Originalpfanne in der gewünschten Orientierung festgeschlagen. Durch eine Unterfräsung von etwa einem Millimeter im Vergleich zur Originalpfanne verklemmt diese mit ihrer rauen Oberfläche im Knochenlager (sog. Pressfit). In diese Pfanne wird nun das passende Inlay eingeschlagen und damit klemmfixiert. Alternativ kann bei bekannter Osteoporose oder ungenügendem Halt die Pfanne über Knochenzement nach entsprechender gründlicher Spülung und Trocknung unter Druck »eingeklebt« werden.
- Am Schenkelhals werden verkürzte Kapselanteile entfernt. Danach kann durch eine spezielle Positionierung des Beins in den Markraum des Oberschenkelknochens eingegangen werden.
- Entsprechend der Vorabplanung am Röntgenbild wird mit speziellen Raffeln aufsteigender Größe in Form der Originalprothese der Markraum aufgearbeitet, bis sich eine Raffel stabil verklemmt.
- Bei gutem Sitz (häufig über Röntgenkontrolle) wird dann der Originalschaft in der gewünschten Orientierung eingeschlagen.

Der Originalschaft ist meist etwas unter einen Millimeter dicker als die letzte Raffel, rau und verklemmt sich dadurch im Knochen (sog. Pressfit). Alternativ sollte bei höherem Alter (Frauen ab 70 und Männer ab 80 Jahren) und bei bekannter Osteoporose der Schaft über Knochenzement nach entsprechender gründlicher Spülung und Trocknung unter Druck am Knochen in die feinen Knochenbälkchen »eingeklebt« werden. Überschüssiger Zement wird gründlich entfernt, er härtet in Ruhestellung innerhalb von etwa 15 Minuten aus.

- Nun wird ein Probekopf auf den Schaft gesetzt, und es werden die Beinlänge sowie die Beweglichkeit des künstlichen Gelenks kontrolliert. Diese Köpfe gibt es in unterschiedlichen Längen. Der Außendurchmesser des Kugelkopfs muss zum Innendurchmesser des Inlays passen. Sofern die Beinlänge passt, die Beweglichkeit gut und dabei die Hüfte stabil ist, d. h. der Kopf nicht aus der Pfanne springt, also luxiert, wird der passende Originalkopf auf den Schaft aufgeschlagen.
- Die Einlage von Drainagen wurde zwischenzeitlich weitgehend verlassen. Die Infiltrationen der LIA (lokale Schmerzmittel, siehe oben) um das Hüftgelenk gehören hingegen mittlerweile fast zum Standard.
- Nun werden alle zuvor eröffneten Gewebeschichten wieder verschlossen, Muskel-Sehnen-Platte, Unterhautfettgewebe und der Hautschnitt selbst durch Nähte bzw. Klammern.
- Ein steriler Wundverband wird angelegt.
- Wenn nicht schon während der Operation, werden spätestens jetzt, noch im Operationssaal, Röntgenbilder der Hüfte mit der eingesetzten Prothese angefertigt. Dann wird der Patient in den Aufwachraum gebracht.

Abhängig von der Erfahrung des Operateurs und seines Teams, der eventuellen Fettleibigkeit und differierenden Muskelumfängen der Patienten sowie dem Grad der Arthrose beträgt die reine Operationszeit durchschnittlich zwischen 40 und 75 Minuten. Bei schweren Arthrosen und nach größeren Voroperationen wie auch bei Wechseloperationen kann die Operation aber deutlich länger dauern. Hinzu kommen die Vorbereitungen für die Narkose, die in der Regel etwa 30 Minuten dauern, sowie die Nachbereitung der Operation mit Aufwachphase, Verband, Röntgen und Verlegung des Patienten in den Aufwachraum mit auch circa 30 Minuten. Somit summiert sich die Gesamtzeit für eine Operation insgesamt auf 100 Minuten und mehr.

Auch beim künstlichen Hüftgelenk gibt es Unterstützungsverfahren wie Robotik, Navigation oder auch Individualprothesen. Aufgrund der deutlich häufigeren und höheren Zufriedenheit der Patienten mit einem künstlichen Hüftgelenk verglichen mit einem künstlichen Kniegelenk sind diese Verfahren aber an der Hüfte deutlich weniger verbreitet. Jedes zusätzliche Verfahren mag auf der einen Seite zwar die Präzision verbessern, verlängert aber auf der anderen Seite die Operationsdauer.

Wie verhalte ich mich direkt nach der Operation?

In den ersten Stunden nach der Operation sind Sie in der Regel in einem Aufwachraum und nehmen die Realität häufig noch nicht vollständig und im Detail wahr, weil die Narkose- oder Schlafmittel noch nachwirken. Doch der Körper ist gut gefordert, insbesondere wenn Sie schon älter sind und an zusätzlichen Erkrankungen leiden (z. B. an Bluthochdruck, Herzrhythmusstörungen, Diabetes mellitus bzw. Zuckerkrankheit). Daher werden in der Aufwachphase die Herz-Kreislauf-Funktionen kontinuierlich überprüft, um im Notfall rasch handeln zu können. Die Kontrolle der Messwerte und Übertragung auf die Kontrollmonitore ist verbunden mit entsprechenden optischen und akustischen Signalen. Die notwenige Verkabelung dient nur Ihrer Sicherheit. Die medizintechnische und personelle Ausstattung eines Aufwachraums ist deutlich aufwendiger als auf den Patientenzimmern. So ist dort auch ein schnelles und effektives Reagieren auf Schmerzen, Übelkeit und anderes möglich, da sie engmaschig vom Pflegepersonal abgefragt werden. Zumeist kann die Verlegung auf die Normalstation bei den heutigen Methoden bereits nach ein bis zwei Stunden erfolgen, selten – abhängig von Vorerkrankungen, Alter und auch Art bzw. Umfang der Operation – länger oder mit Verlegung auf eine Intensivstation mit noch engmaschigerer Kontrolle. Die Entscheidung, wann die Verlegung angebracht ist, treffen die Narkoseärzte. Auf der Normalstation können Sie dann schon trinken. Mit dem Essen sollten Sie noch etwas warten, bis Sie »vollständig erwacht« sind und bereits sitzen oder gar aufstehen wollen und können.

Ein gesunder Realismus ist erneut angebracht, denn es handelt sich bei einem Gelenkersatz grundsätzlich um eine große Operation, die entsprechend mit Schmerzen und Einschränkungen einhergeht. **Stellen Sie sich auf sehr starke Schmerzen und deutliche Einschränkungen ein, dann kann es nur besser werden.** Aber: Es gibt viele Mittel, um Schmerzen oder etwaige Übelkeit zu lindern und Einschränkungen zu erleichtern. **Also keine Scheu, fragen Sie danach und lassen Sie sich helfen.** Man wird Sie gerne unterstützen, Sie informieren und dahingehend motivieren, was Sie selbst machen können. Stehen Sie die ersten Male bitte nicht allein auf, denn durch die Operation, das lange Liegen und die Narkosemittel ist der Kreislauf oft richtig im Keller. Trinken Sie viel und setzen Sie sich erst auf, bevor Sie (mithilfe des Pflegepersonals!) die ersten Steh- und Gehversuche machen. Bei den heutigen Methoden ist es inzwischen Standard, dass Sie bereits am ersten Tag allein auf die Toilette gehen können. In aller Regel kann dies unter Vollbelastung geschehen, Unterarmgehstützen dienen der zusätzlichen Sicherheit. Seltener ist eine Teilbelastung erforderlich. Wenn man es Ihnen nicht von allein, meist mehrfach, mitteilt, fragen Sie einfach, was Sie machen dürfen und was noch nicht. Die Operateure, Pfleger und Physiotherapeuten beantworten gerne Ihre Fragen und unterstützen Sie in Ihrer stetig zunehmenden Selbstständigkeit.

NEUES GELENK: NACHBEHANDLUNG

4

Was geschieht im Krankenhaus?

Sie bekommen alle nötigen Hilfsmittel ausgehändigt: Unterarmgehstützen, Greifhilfen, Toilettenerhöhung etc. Seltener können auch spezielle Gehwägen, Rollstühle oder Toilettenstühle zum Einsatz kommen. Denken Sie daran, man wird gerne Ihre Fragen beantworten und Sie darin unterstützen, immer selbstständiger zu werden. Man wird Ihnen bei den ersten Gehversuchen helfen, beim Toilettengang (in seltenen Fällen auch im Bett, wenn das Stehen und Gehen nicht möglich sind), Ihnen Getränke und das Essen bringen und Sie mit entsprechenden Medikamenten gegen Schmerzen und Übelkeit versorgen sowie Ihnen beim An- und Umziehen helfen wie auch beim Waschen. Ihr klares Ziel muss allerdings sein, aus dem Bett zu kommen, aktiv zu sein und Ihre Selbstständigkeit rasch wiederzuerlangen. In einem gut geführten Haus sollte genügend Personal vorhanden sein, welches sich um Sie achtsam kümmert, Sie anleitet, unterstützt und motiviert. Es gibt diverse weitere Unterstützungen wie Kühlung, motorbetriebene Bewegungsschienen (sog. Motorschienen), Bandagen, Anziehhilfen, Greifhilfen oder (Toiletten-) Sitzerhöhungen sowie Physiotherapie – anfangs am Bett und, wo vorhanden, in einer eigenen Abteilung.

In den ersten Tagen und Wochen ist es bei der Physiotherapie sehr wichtig, täglich daran zu arbeiten, das Bein wieder zur Beweglichkeit zurückzubringen. Sind es zunächst kleine, vorsichtige und teils vom Therapeuten geführte Bewegungen, so steigert sich dies entsprechend Ihren Schmerzen und Möglichkeiten stetig. Fordern Sie Hausaufgaben ein, welche Sie selbstständig machen können. All das soll Verklebungen und Narbenbildung der Gelenkkapsel verhindern und Ihren Aktionsradius so schnell wie möglich erweitern. Sie sollen und dürfen hier an Ihre Schmerzgrenze gehen, aber nicht darüber hinaus. Die Bewegungsübungen zur Vermeidung von Vernarbungen sind insbesondere für das Kniegelenk wichtig. Bei der Hüfte können Sie es ruhiger angehen, da hier gewisse Vernarbungen der Kapsel gewünscht sind.

Am Kniegelenk sind es z. B. Pendelübungen im Sitzen, mit herabhängendem Bein: Anfangs können Sie Ihr Bein durch das untergeschlagene Gegenbein unterstützen, oder Sie rutschen so weit vor, dass das Bein rascher den Boden berührt. Ziel ist, spätestens nach wenigen Tagen, dass das Bein rechtwinklig gebeugt aus dem Bett hängt. Zudem sollten Sie sobald möglich auf das (insbesondere längere) Unterlagern der Kniekehle verzichten und auf eine volle Streckung achten. Hier kann das Unterlagern der Ferse helfen, das Knie hängt dann quasi durch. In der Regel gibt es am Knie (außer evtl. bei vorübergehender Teilbelastung) keine Einschränkungen beim Sitzen, Stehen, Laufen und bei Bewegung.

Am Hüftgelenk ist vor allem entscheidend, welche Bewegungen Sie die ersten Tage und Wochen **nicht** machen dürfen: Evtl. dürfen Sie vorübergehend das Bein nicht voll belasten. Bestimmte Drehbewegungen, weites Abwinkeln der Hüfte (wie beim Bücken oder tiefen Sitzen) oder das Überschlagen der Beine sind zumeist vorübergehend verboten. Durch Schwellung und noch fehlende Vernarbung könnte das neue Kunstgelenk herausspringen, also luxieren. Sind Sie Seitenschläfer? Schlafen auf der Seite ist in der Regel rasch möglich, meist kann man dazu ein Kissen zwischen die Beine nehmen. Einzig das Schlafen auf dem Bauch kann problematisch sein. All diese Dinge gilt es an der Hüfte für etwa zwei Monate zu beachten, dann hat sich eine stabile Kapselnarbe gebildet. Extrembewegungen bleiben verboten (siehe weiter unten). Fragen Sie nach!

Erschrecken Sie auch nicht, wenn am ersten Tag, unter der Wirkung der erweiterten Narkosemaßnahmen und noch weitgehend ohne Schwellung, ein wenig mehr möglich ist als an den darauffolgenden Tagen. Dies wird nur vorübergehend so sein, wenn Sie dranbleiben.

Begleitend werden abschwellende Maßnahmen wie Kühlung und Lymphdrainagen durchgeführt, da sowohl die Operation selbst als auch die Beübung zu teils deutlichen Schwellungen führen werden.

Sobald Sie sich bei Übungen und auch beim Gehen alleine sicher fühlen, gilt: **Seien Sie selbst aktiv, aber übertreiben Sie es nicht!** Lieber beim jeweils ersten Mal hinsichtlich Dauer oder Länge der Gehstrecke, Ausmaß der Bewegung etc. eine vermeintlich zu geringe Intensität anwenden und dann nach Ausbleiben der »Rechnung«, wie vermehrte Schmerzen oder Schwellung danach, am nächsten Tag das Doppelte machen. Die behandelnden Ärzte werden den Fortschritt der Behandlung und das Abheilen der Wunde kontrollieren.

Lassen Sie sich oder einem nahen Angehörigen vor Entlassung noch zeigen, wie Sie sich die Thrombosespritzen geben, wenn Sie diese benötigen und keine Tabletten bekommen haben.

Am Tag der Entlassung sollten Sie dann alle nötigen Papiere mitbekommen. Diese sollten den Entlassungsbericht mit dem Medikamentenplan, den Operationsbericht und die Röntgenbilder beinhalten. Bei einer Entlassung nach Hause erhalten Sie zusätzlich erste Rezepte für Medikamente und Physiotherapie, die dann im weiteren Verlauf durch den Hausarzt oder den weiterbehandelnden Orthopäden verschrieben werden.

Fragen Sie Ihren Arzt spätestens vor der Entlassung nach der Notwendigkeit der Verschreibung einer motorbetriebenen Bewegungsschiene (sog. Motorschiene) oder nach anderen unterstützenden Hilfsmitteln, insbesondere bei einem längeren Aufenthalt zu Hause. Hilfsmittel wie Krücken bzw. Unterarmgehstützen, Bandagen, Anziehhilfen, Greifhilfen für heruntergefallene Gegenstände oder (Toiletten-)Sitzerhöhungen gehören zum Standardrepertoire. Wenn nötig, sollten Sie diese aber bereits im Krankenhaus erhalten haben.

Gibt es Übungen, die ich noch im Krankenbett machen kann?

Sie können bereits im Krankenbett Übungen für eine gute Beweglichkeit Ihres Kniegelenks machen.

Von großem Vorteil für gutes Laufen ist eine volle Streckung im Knie. Daher ist es »verboten«, ein Handtuch oder Kissen oder eine Rolle unter das Knie, also in die Kniekehle, zu legen. Kurzfristig ist das natürlich in Ordnung, denn zumeist ist die volle Streckung des Knies unangenehm oder gar schmerzhaft nach der Operation. Dies gilt umso mehr, wenn Sie auch vor der Operation das Bein schon länger nicht mehr ganz strecken konnten. Daher ist es wichtig, dies frühzeitig zu üben, da der Körper und die Muskeln gerne wieder in die gewohnten und angenehmen Stellungen gehen möchten. Das würde eine rasche erneute Verkürzung und damit eine immer schwierigere Beübung später bedeuten. Eine Rolle, ein Kissen oder Handtuch sollten daher möglichst frühzeitig nicht unters Knie, sondern unter die Ferse gelegt werden, denn dann können Bein und Knie sozusagen durchhängen. Gleichzeitig kann der Oberschenkel angespannt werden, um das Knie ganz zu strecken bzw. durchzustrecken. So wird auch gleich der Muskel trainiert.

Eine weitere wichtige und sehr einfache, aber sehr effektive Übung ist das Pendeln. Setzen Sie sich an den Rand des Betts, und zwar so, dass die Oberschenkel auf dem Bett liegen, die Unterschenkel und Füße lassen Sie einfach locker herabhängen – die Schwerkraft zieht sie nach unten. Lassen Sie den Fuß dann einfach etwas pendeln. Ideal ist, wenn ein 90-Grad-Winkel im Knie erreicht wird, der Fuß also wirklich locker hängt. Wenn dies anfangs zu schmerzhaft sein sollte, dann rutschen Sie entweder etwas weiter nach vorne und/oder lassen Sie das Bett etwas niedriger einstellen. So kommt der Fuß schon vor den 90 Grad auf den Boden. Ein guter Tipp ist auch, sich anfangs bei etwaigen Schmerzen beim Herabhängen des Fußes abzulenken, indem Sie dabei fernsehen, telefonieren oder essen.

Auch nachfolgende Übungen können Sie (mehrfach) täglich selbstständig durchführen.

Übung »Handtuch/Serviette verschieben«

Setzen Sie sich an den Bettrand oder auf einen (nicht zu niedrigen) Stuhl. Legen Sie eine Serviette oder ein Handtuch auf den Boden und stellen Ihren Fuß darauf. Nun verschieben Sie Ihren Fuß langsam aus der Streckung in die Beugung und winkeln das Knie so weit ab, wie es geht. Der Fuß bewegt so die Serviette unter das Bett bzw. den Stuhl. Idealerweise ist der Boden glatt wie bei Parkett oder Fliesen, sodass die Serviette gut gleiten kann. Sitzen Sie zu niedrig, können Sie den Fuß nicht weit genug abwinkeln. Im Gegensatz zum »passiven« Beinpendeln, bei dem die Schwerkraft einen Teil der Arbeit übernimmt, ist diese Übung »aktiv«: Sie aktiviert die Muskulatur.

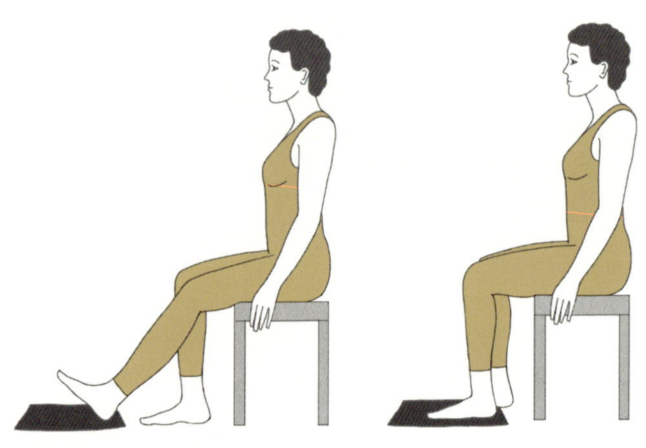

14 Übung »Handtuch/Serviette verschieben«

Übung »Brücke«

Legen Sie sich auf den Rücken und winkeln Sie die Beine an. Dann heben Sie das Gesäß an. Idealerweise bilden Bauch und Oberschenkel eine gerade Linie – die »Brücke«. Halten Sie diese Stellung möglichst lange, Ziel sind mindestens 30 bis 60 Sekunden.

Als Nächstes heben und senken Sie das Gesäß einige Male langsam auf und ab und verharren dann erneut in der geraden Brücke. Diese Übung ist besonders effektiv und kräftigt die Beinmuskulatur, insbesondere aber die Gesäß- und untere Rückenmuskulatur.

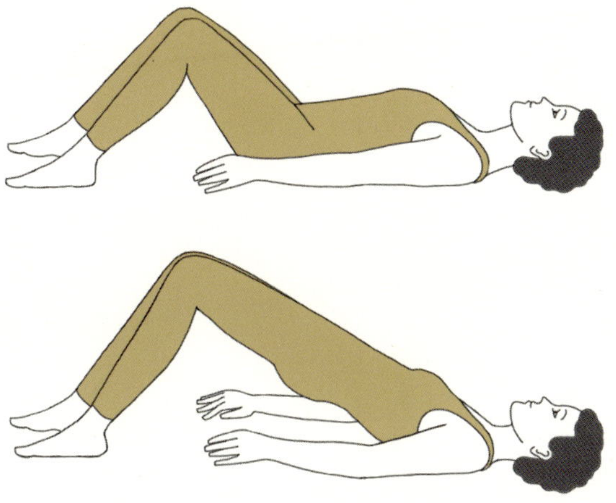

15 Übung »Brücke«

Übung »Treppensteigen«

Diese Übung können Sie an jeder Treppe oder Stufe durchführen. Je höher die Stufe ist, desto schwerer, aber auch effektiver wird die Übung.

Drücken Sie sich mit dem oberen Bein (dem Bein mit dem Fuß auf der Stufe) die Stufe hoch. Der Oberkörper sollte ruhig bleiben und nicht nach vorne abknicken. Sie sollten sich auch nicht mit dem unteren Bein abstoßen.

Zusätzlich können Sie dann das nach oben angehobene Bein so weit wie möglich nach oben ziehen. Diese Übung kräftigt insbesondere die Oberschenkel- und Gesäßmuskulatur, aber auch die Rumpfmuskulatur und trainiert das Gleichgewicht.

Ergänzend können Sie Gewichte in die Hand nehmen. Wenn Sie diese dann in der Aufwärtsbewegung ebenfalls nach oben oder zur Seite stemmen, trainieren Sie auch noch die Arme.

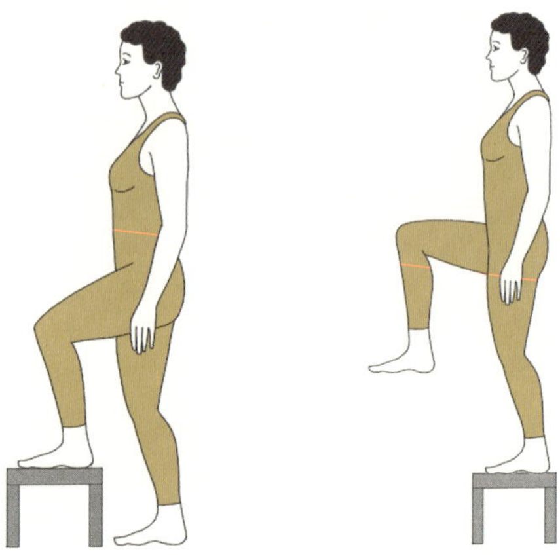

16 Übung »Treppensteigen«

Was muss ich zu Hause beachten?

Eine Entlassung nach Hause sollte erst dann stattfinden, wenn Sie sich sicher genug und den Aufgaben gewachsen fühlen und nicht allein sind. Zu Hause macht man mehr selbst als im Krankenhaus, und Unterstützung ist so sinnvoll wie wichtig.

Vor einer Entlassung nach Hause gibt es daher im Vorfeld einige Fragen für Sie zu klären. Idealerweise sind die meisten aber schon im Vorfeld **vor** Aufnahme im Krankenhaus geklärt.

Auch nach dem stationären Aufenthalt im Krankenhaus sollte eine zeitnahe und möglichst lückenlose physiotherapeutische Behandlung stattfinden. Organisieren Sie Termine in einer für Sie gut erreichbaren Physiotherapiepraxis frühzeitig. Hier kann Ihnen die Klinik in aller Regel nicht helfen. Hausbesuche sind gut planbar, auch wenn die Praxis nicht um die Ecke liegt. Da die ersten ein bis zwei Wochen fast immer durch Schwellung und die zwangsläufige akute Entzündungsphase gekennzeichnet sind und damit mit den meisten Einschränkungen, ist, bei wem möglich, meine persönliche Empfehlung ein gestuftes Vorgehen: eine Entlassung vom Krankenhaus nach Hause mit Physiotherapie und dann eine Anschlussheilbehandlung frühestens ab der dritten Woche.

In der Zeit zu Hause begleitet Sie die Physiotherapie mit abschwellenden Maßnahmen (z. B. klassischer Lymphdrainage), Lockerung der gelenkumgebenden Muskulatur und Bewegung des Gelenks. Die Physiotherapie kann Sie jedoch nur unterstützen. Die Zeit ist meist knapp bemessen, Sie müssen selbst aktiv sein. Lassen Sie sich daher Hausaufgaben geben und arbeiten Sie selbst an Ihrem Gelenk. Was Sie in den ersten zwei bis vier Wochen erreichen, nimmt Ihnen niemand mehr. Was Sie in dieser Zeit nicht erreichen, dafür brauchen Sie Monate. Aber auch hier gilt: Übertreiben Sie nicht und horchen Sie in Ihren Körper hinein. Denn natürlich gibt es auch weiterhin ein Zuviel – die Dosis macht das Gift. Gehen Sie es langsam an und steigern Sie die Intensität erst, wenn es nicht zu vermehrten Schmerzen oder Schwellung am Abend, in der Nacht oder am Tag danach kommt. So respektieren Sie Ihre Grenzen und können diese verändern. Die Beübung wird aber zumeist mit Schmerzen und Schwellung einhergehen. Schmerzen und Schwellung nach einer Gelenkersatzoperation sind völlig normal, sie sollten aber für Sie tolerabel und im Verlauf der Wochen rückläufig sein. Hierbei zählen nicht nur die Schmerzen in Ruhe, sondern auch die bei Belastung. Daher sind Schmerzmittel nach solchen Eingriffen von großer Bedeutung. Lediglich ohne oder mit nur geringen Schmerzen können Sie vernünftig üben. Mit Schmerzen hingegen wird das operierte Bein eher geschont und Bewegungen werden vermieden. Ein weiterer sehr wichtiger Aspekt, der für die Einnahme von Schmerzmitteln spricht, ist das sog. Schmerzgedächtnis. Die sensiblen Nervenzellen sind lernfähig, und wenn sie immer wieder Schmerzimpulsen ausgesetzt sind, weil nicht adäquat behandelt, verändern sie ihre Aktivität. Dann reicht schon ein leichter Reiz wie eine Berührung, Dehnung oder Wärme aus, um als Schmerz registriert und empfunden zu werden. So können chronische Schmerzen entstehen. Dann bleibt der Schmerz, obwohl der eigentliche und ursprüngliche Auslöser fehlt. Sie sollten also auf Schmerzmittel nicht verzichten. Natürlich entscheiden Sie allein darüber, denn Schmerzen sind sehr individuell. Da jedes Schmerzmittel ein »Gift« ist, sollte die Einnahme möglichst bald wieder beendet werden. Eine Einnahmedauer von vier bis sechs Wochen ist aber durchaus angemessen. Dies wird ärztlich überprüft und verordnet, individuell abgestimmt auf die Intensität und den Zeitverlauf und Fortschritt Ihrer Rehabilitation. Häufig sind es gerade anfangs Kombinationen von Schmerzmitteln, die sich in ihrer Wirkung addieren. Diese werden dann nacheinander und nach und nach ausgeschlichen. Da einige der entzündungs- und schmerzhemmenden Medikamente Ihre Magenschleimhaut angreifen, wird ergänzend dazu ein Magenschutzpräparat verordnet.

Auch das Kühlen kann bei Schwellungen und Hitzegefühl gut wirken. Kälteeinwirkung beeinflusst die schmerzleitenden Nervenfasern und lindert Entzündungsreaktionen und Schwellungen. Aber bitte denken Sie daran: Das Eis darf nie direkt auf die Haut gegeben werden, also legen Sie ein Tuch dazwischen und kühlen Sie nie länger als 10 bis 20 Minuten am Stück.

Das nächste wichtige Medikament dient der Thromboseprophylaxe. Die Anti-Thrombose-Spritze wird den Patienten täglich meist in der Bauchregion unter die Haut gespritzt. Alternativ gibt es Tabletten, die zwar einfach einzunehmen, dafür aber teils schwerer einzustellen sind und häufiger Nachblutungen auslösen können. Diese vorbeugende Maßnahme ist sehr wichtig, da die Patienten nach einem künstlichen Gelenk für mehrere Wochen noch weniger auf den Beinen sind und Schwellungen im Gelenk haben. Dadurch steigt das Risiko, eine Beinvenenthrombose zu erleiden, um ein Vielfaches. Die Prophylaxe wird nach einem künstlichen Kniegelenk für mindestens zwei Wochen empfohlen, nach einem künstlichen Hüftgelenk sogar für vier Wochen. Im Fall einer Teilbelastung des Beins sollte die Prophylaxe so lange fortgeführt werden, bis Sie wieder voll belasten. Gerade mit dem frühen Mobilisieren der Patienten und immer kürzer werdenden Krankenhausaufenthalten wird dieses Vorgehen immer individueller.

Anders verhält es sich, wenn Sie vorher schon zu einer Risikogruppe für Thrombosen gehören. Dazu zählen z. B. Patienten mit Erkrankungen wie Vorhofflimmern (»Herzstolpern«) oder bekannter Thromboseneigung und schon erlittener Thrombose oder Lungenembolie. Diese Risikogruppen haben meist eine dauerhafte medikamentöse Thromboseprophylaxe bzw. »Blutverdünnung«. Diese wird dann während der Operation angepasst und umgestellt, damit es nicht zu stark blutet, und nach einigen Tagen nach der Operation wieder auf das Ausgangsniveau zurück und erneut dauerhaft eingestellt.

Kurze Checkliste

Diese Fragen sollten Sie sich vor der Entlassung stellen:

- Sind Sie allein zu Hause oder sind Sie versorgt durch eine Ihnen nahestehende Person, die einkaufen, Rezepte einlösen und auch sonst bei der Verrichtung alltäglicher Dinge helfen kann?
- Haben Sie viele Stufen oder schwierige Treppen zu gehen, z. B. eine enge Wendeltreppe?
- Haben Sie höhere oder höhenverstellbare Sitz- und Liegemöglichkeiten?
- Gibt es viele Hindernisse und Stolpermöglichkeiten wie Teppiche oder Schwellen oder kann man diese vorübergehend beseitigen?
- Gibt es eine für Sie gut erreichbare Physiotherapiepraxis in der Nähe, die anfangs sogar Hausbesuche machen kann?
- Gibt es einen Hausarzt in der Nähe, der anfangs sogar Hausbesuche machen kann?

Was muss ich bezüglich der Reha bzw. Anschlussheilbehandlung beachten?

Eine sich direkt anschließende und möglichst lückenlose physiotherapeutische und ärztliche Nachbehandlung ist wichtig, daher ist auch eine Anschlussheilbehandlung aus medizinischer Sicht sinnvoll. Die meisten gesetzlichen Krankenkassen haben Kooperationsverträge mit Reha-Kliniken abgeschlossen. Das bedeutet, dass die behandelnden Ärzte bei den Krankenkassen zwar Reha-Anträge stellen, aber meist nicht darüber entscheiden können, in welcher Reha-Klinik die Patienten weiterbehandelt werden. Diese Entscheidungen treffen in der Regel die Krankenkassen. Privatversicherte können meist selbst auswählen, in welcher Klinik sie sich weiterbehandeln lassen, aber auch sie müssen die Behandlung dort bei ihrer privaten Krankenkasse beantragen. In aller Regel wird die Anschlussheilbehandlung von dem Sozialdienst des Krankenhauses geplant. Ihre Aufgabe ist dann nur noch, den Eingang der Bestätigungsschreiben zu überprüfen. Wenn das nicht der Fall ist, müssen Sie sich rechtzeitig selbst mit Reha-Kliniken oder -Praxen in Verbindung setzen. Tun Sie dies, sobald Sie einen festen Termin für die Operation vereinbart haben, denn auch Reha-Einrichtungen führen Terminkalender und haben Wartelisten. Diese Anschlussheilbehandlung kann ambulant sein (Sie übernachten zu Hause, tägliche Therapie in aller Regel mit Hol- und Bringdienst) oder stationär erfolgen (Sie übernachten auch in der Reha-Einrichtung) und dauert drei bis vier Wochen. Die ambulanten Reha-Praxen müssen eine explizite Zulassung zur Reha haben, was die meisten Physiotherapie-Praxen nicht haben. Sind Sie allein zu Hause oder haben Sie einige schwierig zu bewerkstelligende Umstände (siehe oben bei »Was muss ich zu Hause beachten?«), dann profitieren Sie vermutlich von einer stationären Reha im Sinne eines Rundum-sorglos-Pakets.

Auch nach der Anschlussheilbehandlung werden Sie noch nicht vollständig wiederhergestellt sein. Entsprechend wird in aller

Regel weitere Physiotherapie und gegebenenfalls auch Schmerzmedikation nötig sein. Restschmerzen und Restschwellungen (und damit Überwärmung) sind in dieser Phase gerade am Knie noch völlig normal.

Aber: **Zunehmende** Schmerzen und Schwellung, eine erneute Verschlechterung der Bewegung, insbesondere aber eine deutlich gerötete Haut in Umgebung der Narbe mit starker Überwärmung, Fieber und eine wieder neu nässende Wunde sind Alarmzeichen und müssen, am besten von dem Operateur, überprüft werden.

10 Wie agiere ich die nächsten Monate?

Ein künstliches Gelenk stellt eine große Operation dar. Sie werden bis zu ein Jahr lang spüren, dass an entsprechender Stelle operiert wurde. Dies gilt insbesondere für Kniegelenke; die Schmerzen bei der Hüfte sind deutlich geringer und vergehen schneller. Was für die Hüfte Wochen sind, sind für Knie meist Monate. So sind Knie meist drei Monate geschwollen (und damit etwas überwärmt) und können es danach auch nach stärkerer Belastung noch sein. In der Regel wird aber alles über die Wochen und Monate immer besser. Deutliche Fortschritte realisiert man meist nach 10 Tagen, 3 Wochen, 6 Wochen, 12 Wochen, 6 Monaten und 12 Monaten. Die Intervalle dieser Sprünge verdoppeln sich also etwa.

Im Bewusstsein, dass sich zum vorherigen und nachfolgenden Kapitel einiges wiederholt, muss klar sein: Lassen Sie sich von Physiotherapeuten auf dem Weg begleiten und sich Hausaufgaben geben. Arbeiten Sie selbst an Ihrem Gelenk, aber übertreiben Sie nicht und horchen Sie in Ihren Körper. Denn natürlich gibt es auch weiterhin ein Zuviel, und wie immer macht die Dosis das Gift: Gehen Sie lieber beim ersten Mal eine kürzere Strecke, trainieren Sie mit geringer Intensität und üben Sie erst dann mit der doppelten Intensität, wenn es nicht zu vermehrten Schmerzen und einer

Schwellung danach gekommen ist. So tasten Sie sich an Ihre Grenzen heran und können diese verschieben. Es braucht das regelmäßige, am besten tägliche, Training für das Gelenk. Nur dadurch erhalten Sie ein bewegliches Gelenk und ein stabiles Muskelkorsett. Je besser die Muskulatur um das Gelenk trainiert ist, umso besser ist die Stabilität und umso geringer ist auch die Belastung für das Gelenk selbst. Ihre Muskulatur braucht einige Monate, bis sie nach der Operation wieder vollständig so aufgebaut ist, dass sie dem Gelenk ausreichende Stabilität bietet.

Achten Sie bei Ihren Übungen grundsätzlich darauf, dass Sie die Bewegungen bewusst, kontrolliert und langsam ausführen und dass Sie kontrolliert und regelmäßig atmen. Machen Sie die Übungen wenn möglich anfänglich vor einem großen Spiegel, denn dies fördert Ihre Aufmerksamkeit und die Koordination Ihrer Bewegungen.

Stellen Sie sich also insgesamt auf ein Auf und Ab in den ersten Wochen und Monaten ein, auch belastungsunabhängig werden nicht alle Tage gleich sein. Es gibt sogar nicht selten Berichte über Wetterfühligkeit und entsprechend vermehrte Beschwerden bei Wetterumschwung. Bitte denken Sie daran, egal, ob Ihre OP Wochen oder Monate zurückliegt: **Zunehmende** Schmerzen und Schwellung, eine erneute Verschlechterung der Bewegung, vor allem eine deutlich gerötete Haut in Umgebung der Narbe mit starker Überwärmung, Fieber oder gar eine wieder neu nässende Wunde müssen, am besten vom Operateur, überprüft werden.

20 Haben Sie eine gute Übung für mich, die ich zu Hause machen kann?

Die nachfolgende Übung ist recht einfach zu Hause durchzuführen, kräftigt und stabilisiert die gesamte Beinachse und auch die wichtigen Haltemuskeln der Körpermitte.

Übung »Ausfallschritt«

Stellen Sie sich aufrecht hin. Die Füße sind dabei nah beieinander, die Zehenspitzen nach vorne gerichtet. Nehmen Sie einen Ball in die Hände und strecken Sie die Arme nach vorne aus, Ihr Blick folgt dem Ball.

Nun setzen Sie einen Fuß etwas weiter als Schrittlänge im Sinne eines Ausfallschritts nach vorne. Beugen Sie das vordere Bein kontrolliert, bis es etwa zu 90 Grad angewinkelt ist. Achten Sie darauf, den Rücken gerade und Ihre Arme etwa parallel zum Boden zu halten. Der Oberkörper sollte ruhig bleiben und nicht nach vorne abknicken. Auch Ihre Knie sollten stabil sein und nicht nach innen oder außen wandern.

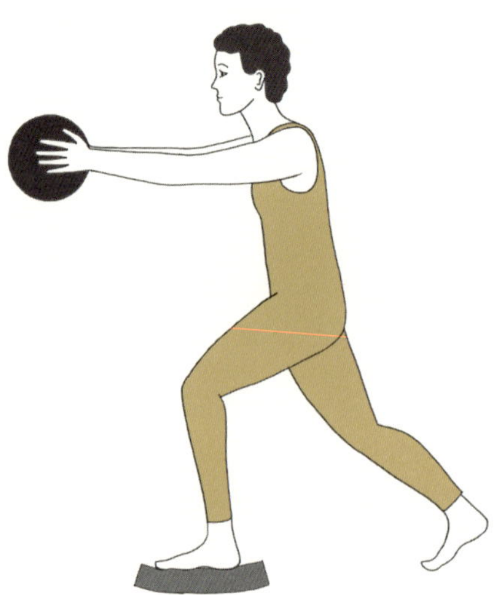

17 Übung »Ausfallschritt«

Diese Übung hat verschiedene Teile und Varianten:
1. Halten Sie die Stellung im Ausfallschritt mit dem gebeugten vorderen Knie und den gestreckten Armen möglichst lange (30 bis 60 Sekunden).
2. Strecken und beugen Sie in dieser Stellung dann das vordere Bein (je mehr Wiederholungen, desto besser).
3. Drehen Sie im Ausfallschritt stehend die nach vorne ausgestreckten Arme langsam zur Seite, halten Sie die Position einige Sekunden und drehen Sie sie dann zur anderen Seite.
Wiederholen Sie die Übungen mehrmals auf jeder Seite.
Diese Übung kräftigt die Oberschenkel- und Gesäßmuskulatur, insbesondere aber die Rumpfmuskulatur und das Gleichgewicht. Ergänzend können Sie Gewichte in die Hand nehmen.

Gerade der Stabilisierung der Körpermitte und der Beinachse kommt enorme Bedeutung zu. Dies gilt für jedes Alter, also bereits in jungen Jahren und bei nahezu allen Sportarten. Fragen Sie hier auch Ihren Physio- bzw. Sporttherapeuten oder Orthopäden. Diese werden Ihnen gerne auch weitere Übungen an die Hand geben. Meist macht es Sinn, die Übungen nicht nur beim ersten Mal anleiten, sondern auch regelmäßig kontrollieren zu lassen. Denn Fehler schleichen sich schnell ein. Auch das Radfahren auf einem Ergometer ist sehr empfehlenswert, meist mit Arthrose und frühzeitig nach einem künstlichen Gelenk möglich. Es kräftigt, hält das künstliche Gelenk mit wenig Belastung in Bewegung und trainiert auch das Herz-Kreislauf-System. Nur sollte hier auf eine korrekte Einstellung geachtet werden, meist sind die Sitzhöhen zu niedrig positioniert. Beim Schwimmen ist der Kraulbeinschlag gegenüber dem Brustbeinschlag eindeutig zu bevorzugen, es können aber beide ausgeführt werden. Auch die gelenkschonenden Sportarten Aquajogging und Wassergymnastik sind frühzeitig in Ordnung. Außerdem sollten Sie es vorziehen, die Treppe statt den Aufzug zu nehmen.

Gibt es langfristig Dinge, auf die ich achten muss?

Auch wenn Sie die Implantation Ihres neuen Gelenks gut überstanden und in der nachfolgenden Zeit mit Reha und Physio die Beweglichkeit und Sicherheit zurückgewonnen haben, sollten Sie alles daransetzen, diesen Status auch zu erhalten. Bei aller (Ihnen zu wünschender) Euphorie ist und bleibt ein künstliches Gelenk ein mechanischer Ersatz, und es bedarf konsequenter Pflege und Kontrolle – vergleichbar mit einem Auto. Die meisten von uns kümmern sich um ihr Auto, fahren es, waschen es und lassen regelmäßig Service- und TÜV-Checks machen. Die regelmäßige Inspektion in Analogie zum Auto sollte bei Ihrem Orthopäden oder bei dem

Arzt stattfinden, der die Implantation durchgeführt hat. Die ersten Check-ups erfolgen in der Regel etwa sechs bis zwölf Wochen nach Operation. Dann reichen meist Kontrollen alle zwei bis drei Jahre aus. Zu diesen Nachkontrollen sollte, muss aber nicht immer, ein Röntgenbild angefertigt werden, auf jeden Fall aber bei Schmerzhaftigkeit. Da es nach zehn Jahren wahrscheinlicher wird, dass ein Kunstgelenk allmählich beginnt, sich zu lockern, sollte spätestens hier geröntgt werden. Jeder behandelnde Kollege ist aber froh, einen Verlauf zu sehen und einen Vergleich mit einem etwas älteren Röntgenbild anstellen zu können. Heben Sie daher die Bilder auf oder machen Sie die Kontrollen an denselben Orten. Neben dem »Service« ist ein regelmäßiges, am besten tägliches, Training wichtig. Nur dadurch erhalten Sie ein bewegliches Gelenk und ein stabiles Muskelkorsett. Je besser die Muskulatur um das Gelenk trainiert ist, umso besser ist die Stabilität und umso geringer die Belastung für das Gelenk. Ihre Muskulatur braucht einige Monate, bis sie nach der Operation wieder vollständig so aufgebaut ist, dass sie dem Gelenk ausreichende Stabilität bietet. Übertreiben Sie jedoch nicht und achten Sie auf die Signale Ihres Körpers. Ein gesundes Gelenk kann auf andauernde Belastungen durch eine Verstärkung der Knochen reagieren, das künstliche Gelenk kann dies nicht. Zudem schädigt eine zu starke Beanspruchung die Verbindungsflächen, sowohl zwischen den Protheseteilen (Inlay) als auch zwischen dem natürlichen, lebenden Gewebe und dem künstlichen Material. Beides bedingt, dass sich das künstliche Gelenk vorzeitig lockert. Verzichten Sie jedoch auf keinen Fall auf sportliche Betätigung: Eine Entlastung des Gelenks wäre im Ergebnis genauso schädlich wie eine Überlastung. Abgesehen vom künstlichen Gelenk sollte grundsätzlich der gesamte Organismus in Schwung bleiben. Viele Untersuchungen konnten zeigen, dass regelmäßig und moderat betriebener Sport positive Auswirkungen auf die Lebensdauer eines Kunstgelenks einerseits hat und andererseits zugleich lebensverlängernd wirkt. Allerdings sollten die Risiken gegenüber den Vorteilen der sportlichen Belastung kritisch abgewogen werden. Prinzipiell können mit einem künstlichen Kniegelenk fast alle Sportarten ausgeübt werden. Dabei gibt es eher geeignete und weniger geeignete Sportarten. Zu den geeigneten zählen diejenigen mit gleichmäßigen Bewegungen wie Gehen, Wandern, Radfahren, Schwimmen und Skilanglauf. Auch alpiner Skilauf ist bei Reduktion der Intensität möglich. Zu den ungeeigneten Sportarten gehören Sportarten mit schnellen Richtungswechseln, Gegnerkontakt oder Sprüngen, klassischerweise Ball- und Kampfsportarten, wegen der typischen und nicht vermeidbaren Stauch-, Stoß- und Drehbelastungen. Aber Sport ist hier nicht gleich Sport, die Intensität ist entscheidend. So kann ein regelmäßiges Doppel-Tennis-Match auf Nicht-Wettkampf-Niveau deutlich besser sein als das Radfahren von mehreren Tausend Kilometern jährlich. Beim Gehen auf ebenen Wegen müssen die Hüftgelenke bereits das Dreifache des Körpergewichts tragen und beim Treppengehen oder Stolpern schon das bis zu Zehnfache. Wie viel mehr dies bei Sportarten ist, die mit Sprüngen oder Landungen aus größeren Höhen einhergehen, kann nur gemutmaßt werden. Glücklicherweise fängt hier aber die (gut trainierte) Muskulatur generell einen Großteil dieser Belastung ab.

Es gilt, folgende Grundsätze zu akzeptieren:

- Es ist und bleibt ein künstliches Gelenk.
- Bewegung und sportliche Aktivität sind gut.
- Aber jeder Schritt bewirkt einen geringen Abrieb bzw. Verschleiß – vergleichbar mit der Kilometerleistung beim Auto.
- Wenn Sie sehr aktiv sein wollen und/oder auch weniger geeignete Sportarten wichtiger Bestandteil Ihres Lebens sind, wird Ihr künstliches Gelenk eben etwas früher verschleißen und sich lockern.

Eine ausgesprochen große Bedeutung in Bezug auf den Erhalt eines Kunstgelenks hat zudem Folgendes: **Vermeiden Sie oder behandeln Sie frühzeitig (bakterielle) Infekte!**

Wie bereits bei den Risiken angesprochen, bedingen Bakterien eine (frühzeitige) Lockerung von Kunstgelenken. Besonders in den ersten Monaten und Jahren, aber auch noch nach vielen Jahren ist ein Kunstgelenk gefährdet. Bakterien können sich an künstlichen Oberflächen gut festsetzen. Dies geschieht durch Einschwemmung indirekt über den Blutkreislauf oder direkt über Spritzen ins operierte Gelenk. Spritzen ins operierte Gelenk sollten daher sehr zurückhaltend erfolgen. Die indirekte Einschwemmung kann auch über weit entfernte Stellen geschehen. Typische Stellen und Situationen sind eitrige Zähne, Zahnoperationen und sogar die Zahnreinigung bei empfindlichem Zahnfleisch und Zahnfleischbluten. Eine Antibiotika-Prophylaxe ist hier ein Muss. Auch offene Stellen der Haut oder eingewachsene Zehennägel sind typische Eintrittspforten für Bakterien. Diese Stellen müssen frühzeitig antibiotisch und/oder chirurgisch angegangen werden; bakterielle Infekte dürfen keinesfalls verschleppt werden.

NEUES GELENK: RISIKEN

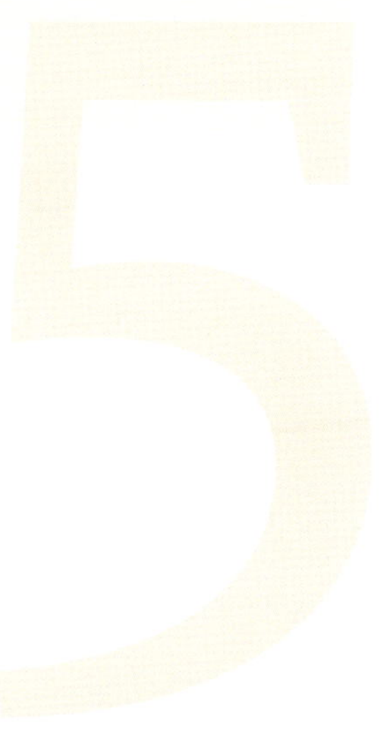

Wann sollte besser nicht operiert werden?

Es muss – bis auf sehr seltene Ausnahmen – abgewartet werden, wenn:

- eine akute Infektion des Kniegelenks durch Bakterien vorliegt. Diese muss durch Antibiotika und meist Spülungen bzw. Operationen behoben werden, bevor ein künstliches Gelenk eingesetzt werden kann.
- eine Infektion des Hals-, Nasen- oder Rachenraums, eine Zahnentzündung oder eine Blasenentzündung vorliegt. Auch in diesen Fällen sollte eine Operation besser verschoben werden, da das Immunsystem geschwächt ist und auch bei solchen Infektionen Bakterien beteiligt sind.
- Hautverletzungen, starker Pilzbefall der Haut oder offene Stellen speziell an den Beinen vorliegen. Solche offenen Stellen sind Eintrittspforten für Bakterien in den Körper.
- aktive Tumorerkrankungen oder Immunschwäche-Krankheiten mit Chemotherapie vorliegen, da diese ebenfalls das Eindringen und Ausbreiten von Bakterien begünstigen. Natürlich gibt es gut therapierte Erkrankungen oder solche, bei denen die Chemotherapie ganz oder teilweise ausgesetzt werden kann (z. B. Rheuma). In den Körper und dann per Blutbahn oder direkt in das Gelenk eindringende oder dort befindliche Bakterien können schwerwiegende Infekte nach Operationen oder verfrühte Lockerungen bedingen, weil sich die Bakterien typischerweise an der Prothese anlagern und dadurch eine Lockerung bewirken.

Um diese Risiken von vornherein zu minimieren, werden vor jeder großen Operation Bluttests durchgeführt, mit denen festgestellt werden kann, ob im Körper eine Infektion mit Bakterien vorherrscht. Es ist daher besonders wichtig, dass die Blutwerte möglichst aktuell sind, also erst wenige Tage zuvor entnommen und analysiert wurden.

Bei erst kürzlich zurückliegenden Operationen sollte wegen Blutungsproblemen ebenfalls abgewartet werden. Dies gilt sowohl für akute Blutungen als auch für Minderdurchblutungen bzw. Durchblutungsstörungen, sog. Infarkte. Gelenkersatzoperationen erhöhen das Risiko in beiden Fällen deutlich. Manche Patienten haben eine dauerhafte medikamentöse »Blutverdünnung«. Diese muss während der Operation und einige Tage danach angepasst und umgestellt werden können, damit es nicht zu stark blutet. Hier müssen Sie vorab Ihren Hausarzt oder Kardiologen befragen.

Auch sollten Ihre internistischen Erkrankungen vor einer Gelenkersatzoperation gut eingestellt sein, andernfalls muss die Operation verschoben werden. Hierzu gehören auch die gängigen Volkskrankheiten wie Bluthochdruck und Diabetes mellitus. Diese bedingen deutlich erhöhte Risiken wie Blutungen, Wundheilungsstörungen und Infektionen.

Auch bei Spritzen ins betroffene Gelenk sollten wenigstens zwei bis drei Monate bis zum Einbau eines Kunstgelenks abgewartet werden.

Was kann bei so einer großen Operation alles passieren?

Auch wenn die Operationsverfahren heute wesentlich schonender und sicherer sind als noch vor einigen Jahren, so handelt es sich bei jedem künstlichen Gelenkersatz trotz aller Routine um eine große Operation. Auch bei entsprechender Vorsicht und Professionalität kann es zu unerwarteten kritischen Situationen kommen, für die weder der Operateur noch der Patient die Schuld tragen. Daher sollten Sie wissen, was bei oder nach dem Einbau eines künstlichen Gelenks passieren kann. In der Regel werden Sie dazu von den Ärzten in der Klinik, spätestens am Tag vor Ihrer Operation im Aufklärungsgespräch, informiert und müssen dies per Unterschrift bestätigen. Eine Narbe mit gewisser Blutung entsteht immer, Gefühlsstörungen im Bereich dieser Narbe sind ebenfalls typisch. Einige der im Folgenden aufgeführten Komplikationen können sehr selten Erweiterungen der Operation, zusätzliche Operationen und Schnitte oder lebensbedrohliche Situationen hervorrufen. Generell gilt zudem: Je kleiner die OP (z. B. bei Teilgelenken), desto kleiner die Risiken. Je größer die OP (z. B. beim Wechsel von künstlichen Gelenken), desto größer die Risiken bzw. desto wahrscheinlicher das Auftreten von Komplikationen.

Für alle nachfolgend aufgeführten Nebenwirkungen oder Komplikationen gilt, dass sie nur sehr selten – die Wahrscheinlichkeit liegt also unter einem Prozent – auftreten.

- Aufgrund der erforderlichen Lagerung des Patienten auf dem Operationstisch kann es zu Druckschäden kommen. Hautschäden sind möglich sowohl durch die Verwendung des Desinfektionsmittels als auch durch elektrischen Strom, der zum Veröden der Blutungen eingesetzt wird.
- Trotz größter Sorgfalt können durch das Einspritzen von Medikamenten und Betäubungsmitteln (insbesondere LIA) Hautrötungen, Schwellungen, Juckreiz, Übelkeit und – in extrem seltenen Fällen – Atemnot und Herzrhythmusstörungen hervorgerufen werden. Theoretisch ist sogar ein lebensbedrohlicher Kreislaufschock denkbar, allerdings ist eine solch schwerwiegende Komplikation eine absolute Seltenheit.
- Bedingt durch den operativen Zugang mit Schnitten durch Haut und Unterhautfettgewebe, Gelenkkapsel etc. kann es zu unbeabsichtigten Verletzungen von Muskeln, Sehnen und Bändern kommen und damit zu Instabilität oder Kraftverlust.
- Auch größere Blutgefäße können verletzt werden, kleine Hautgefäße natürlich immer, was stärkere Blutungen bewirken kann. Im absoluten Ausnahmefall ist dann eine Blutübertragung erforderlich, die selbst wiederum Risiken wie Unverträglichkeiten oder Infektionen mit sich bringen kann.

- Auch Nervenschädigungen größerer Nerven, kleiner Hautnerven am Schnitt immer, können entstehen, die selbst trotz zusätzlicher oder späterer Versorgung mit einer Nervennaht zu bleibenden Schäden mit Gefühls- und Lähmungserscheinungen des Beins führen können.
- Insbesondere bei Knochen, der durch Osteoporose vorgeschädigt ist, kann es beim Einsetzen der Prothese zum Bruch des Knochens kommen. Dieser muss dann mit Schrauben oder Platten wieder stabilisiert werden.
- Nach der Operation können Nachblutungen auftreten, wodurch sich im Einzelfall so große Blutergüsse bilden können, dass eine weitere Operation erforderlich wird.
- Schwerwiegende Komplikationen sind Infektionen. Eine oberflächliche Infektion der Haut oder des Unterhautfettgewebes ist in den allermeisten Fällen unproblematisch. Bei einer tiefen Infektion an der Prothese hingegen muss erneut operiert werden, und die Prothese muss im schlimmsten Fall vorübergehend wieder entfernt werden , damit der Infekt ausheilen kann.
- Durch Schwellung und eingeschränkte Bewegung besteht das Risiko, dass sich eine Beinvenenthrombose bildet. Dies ist eine Blutgerinnungsstörung (Verstopfung) einer großen Beinvene. Beim Loslösen dieses Blutgerinnsels kann es zu einer Verschleppung in die Lunge (Lungenembolie) kommen, was wiederum lebensbedrohliche Kreislaufschwierigkeiten verursachen kann. Aus diesem Grund bekommen alle Patienten nach der Operation eine Anti-Thrombose-Prophylaxe, klassisch durch Spritzen, seltener durch Tabletten.
- Aufgrund der Prothese kann es zu einer geringen Verlängerung oder Verkürzung des operierten Beins kommen. Allein die Begradigung eines sehr krummen Beins bedingt zwangsläufig eine Verlängerung. Zudem steht bei einer Implantation immer die Stabilität im Vordergrund. Daher muss in seltenen Fällen eine

Änderung der Beinlänge von über einem halben bis zu einem Zentimeter akzeptiert werden, insbesondere bei Wechseloperationen, also bei dem erneuten Austausch eines künstlichen Gelenks an der Hüfte. Mit einer Einlage im Schuh oder bei Abweichungen über einem Zentimeter in der Schuhsohle kann dies ausgeglichen werden.

- Aufgrund unterschiedlicher Ursachen (wegen mechanischer Probleme oder einer Infektion) kann es zu einer vorzeitigen Auslockerung der Prothese kommen, sodass die übliche Haltbarkeit von 10 bis 15 Jahren nicht erreicht wird.

NEUES GELENK: IN ALLER KÜRZE

6

Vor der Operation sollten Sie ...

- sich ausführlich beraten lassen und Fragen stellen, bis alles verstanden ist.
- einen spezialisierten Arzt und eine spezialisierte OP-Klinik auswählen.
- sich fragen: »Habe ich Vertrauen«?
- vorausschauend Termine vereinbaren und einige Wochen einplanen.
- Ihre Psyche und Ihren Körper auf die Operation vorbereiten und sich auf deutliche Einschränkungen einstellen.
- beim Hausarzt und in der Klinik Voruntersuchungen absolvieren.
- mit der Krankenkasse sprechen.
- mit dem Sozialdienst eine stationäre oder ambulante Reha auswählen.
- die häusliche Versorgung sicherstellen.
- eine ambulante Physiotherapie planen.

In der Klinik sollten Sie ...

- Fragen stellen, bis alles verstanden ist.
- über Schmerzen und Beschwerden berichten, nicht tapfer aushalten.
- sich helfen lassen.
- sich informieren: Was dürfen Sie machen, was nicht?
- Bewegungsübungen nach Anleitung durchführen und selbst aktiv sein.
- der Tragfähigkeit des künstlichen Gelenks vertrauen.
- laufen und das Gelenk belasten, nicht schonen.
- Selbstständigkeit erlangen.
- prüfen: Haben Sie bei der Entlassung alle nötigen Unterlagen für die Zeit danach und keine offenen Fragen mehr?

In der Zeit danach sollten Sie …

- sich darüber bewusst sein: Es ist und bleibt ein künstliches Gelenk.
- Fragen stellen, bis alles verstanden ist.
- die individuell unterschiedliche Genesungsdauer akzeptieren.
- sich darüber bewusst sein: Ein Auf und Ab über Monate ist meist normal.
- immer aktiv bleiben mit Eigeninitiative.
- sich der Prothese im Körper immer bewusst sein.
- bei zunehmenden Schmerzen und Schwellung, einer erneuten Verschlechterung der Bewegung, deutlich geröteter Haut in Umgebung der Narbe mit starker Überwärmung, Fieber und einer wieder neu nässenden Wunde sich an Ihren Arzt oder, noch besser, den Operateur wenden.
- Nachuntersuchungen wahrnehmen.
- Ihr Gewicht halten oder weiter reduzieren.
- sich darüber bewusst sein: Bewegung und sportliche Aktivität sind gut und wichtig. Dennoch verursacht jeder Schritt einen geringen Abrieb bzw. Verschleiß, vergleichbar mit der Kilometerleistung beim Auto.
- aufmerksam sein, ob bakterielle Infektionen vorliegen (z. B. Zahnbehandlung mit Blutung, offene und entzündete Stellen; hier müssen Antibiotika genommen werden).

NEUES GELENK: ANHANG

7

Weiterführende Adressen und Literatur

Leitlinien Gonarthrose und Coxarthrose:
www.awmf.org/leitlinien/detail/ll/033-004.html
www.awmf.org/leitlinien/detail/ll/033-001.html

AE – Deutsche Gesellschaft für Endoprothetik:
www.ae-germany.com/patienten/ae-fuer-patienten/fragen-zur-huefte

DKG – Deutsche Kniegesellschaft z. B. »Stop-X-Programm« unter **www.stop-x.de**

Vereine für gelenkkranke Menschen:
www.arthrose.de/home
www.rheuma-liga.de/rheuma/krankheitsbilder/arthrose

Förderung gemeinnütziger Forschung in der Endoprothetik:
www.stiftung-endoprothetik.de

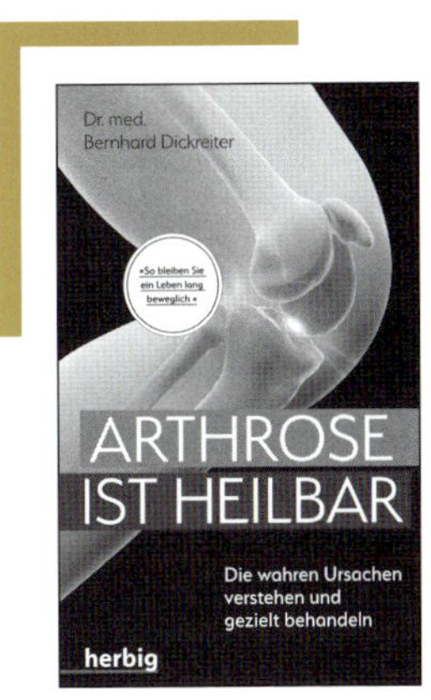

Neue Hoffnung für Arthrose-Patienten

Noch bis vor Kurzem galt Arthrose als nicht heilbar. Doch ein Knorpel kann sich sehr wohl regenerieren, wie neueste Forschungen belegen. Dr. Bernhard Dickreiter fasst das aktuelle Wissen leicht verständlich zusammen und erklärt die Stoffwechselprozesse, die Arthrose in Knie-, Schulter- und Hüftgelenken antreiben. Er stellt die neuen Verfahren zur Prävention und Therapie vor, darunter die von ihm entwickelte Zellbiologische Regulationstherapie, und erklärt die Wirkweisen. Eine wichtige Orientierungshilfe für Patientinnen und Patienten bei der Auswahl der passenden Therapie.

Dr. med. Bernhard Dickreiter
ARTHROSE IST HEILBAR
160 Seiten · ISBN 978-3-96859-012-7

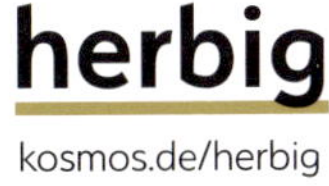

kosmos.de/herbig

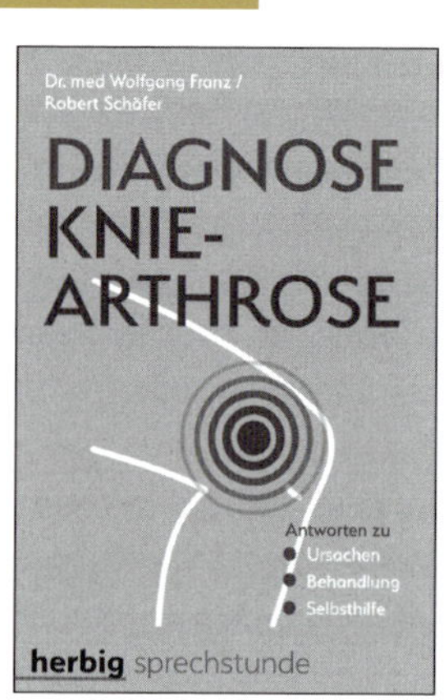

Antworten zu Ursachen, Behandlung, Selbsthilfe

Was ist eigentlich eine Arthrose? Welche Therapien gibt es? Was kann ich selbst gegen meine Beschwerden tun? Dieser Ratgeber orientiert sich praxisnah an den häufigsten Patientenfragen. Knie-Spezialist Dr. Wolfgang Franz informiert fachkundig, hilft, Ängste abzubauen, und macht Betroffenen Mut, sich ihren Beschwerden zu stellen und sich aktiv um eine erfolgreiche Behandlung zu kümmern. Ergänzt werden seine Antworten durch Hintergrundwissen zu Themen wie Schmerztherapie oder Naturheilverfahren.

Dr. med. Wolfgang Franz · Robert Schäfer
DIAGNOSE KNIE-ARTHROSE
128 Seiten · ISBN 978-3-7766-2856-2

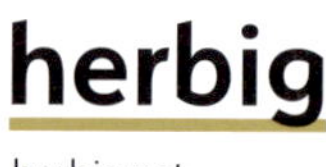

herbig.net